Dr. med. Bernhard Rinderknecht

Schlank werden
Schlank bleiben

Dr. med. Bernhard Rinderknecht

Schlank werden
Schlank bleiben

Ein Arzt im Selbstversuch

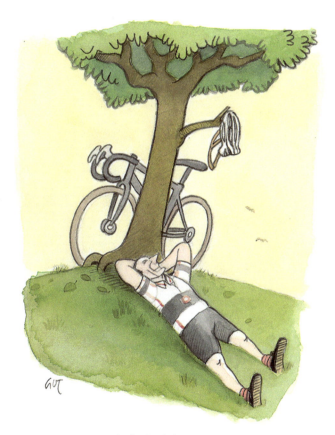

Mit Zeichnungen von Peter Gut
im Münster Verlag

Vorbemerkung

Überflüssiges Körperfett zu verlieren und dann das Körpergewicht zu halten ist ein schwieriger (Lern-)Prozess. Die Gedanken und Gefühle, die dabei eine Rolle spielen, lassen sich gruppieren: Denken, Bewegen, Essen. Ich würde mich freuen, wenn einige Gedanken, die mir geholfen haben, Sie ebenfalls weiterbringen.

Über den Autor

Der Autor ist Gynäkologe mit Praxis und Leiter eines Speziallabors in Basel. Vor 15 Jahren hat er sich entschlossen, sein mit 133 Kilogramm massives Übergewicht anzugehen. Über intensives Studium hat er, quasi im Selbstversuch, 50 Kilogramm abgenommen und hält sein Normalgewicht seit Jahren. Bewegung hat bei diesem Selbstversuch eine grosse Rolle gespielt, und der ehemals stark Übergewichtige hat mit Erfolg an zwei Ironman (3,9 Kilometer Schwimmen, 180 Kilometer Radfahren, 42 Kilometer Laufen) teilgenommen. Er berät Führungskräfte und ihre Firmen in Fitness- und Resilienzfragen. Daneben ist er als Dozent in Gewichtsregulationsthemen am Departement Sport, Bewegung und Gesundheit (DSBG) und als Dozent im Gebiet „Gynäkologie im Praxisalltag" an der Medizinischen Fakultät der Universität Basel tätig.

Vorwort

Das Besondere an diesem Buch ist, dass es authentisch ist, weil es auf persönlichen Erfahrungen des Autors beruht. Es zeigt, dass mit entsprechender Motivation und Geduld ein eindrückliches Resultat einer Gewichtsabnahme möglich ist. Es ist nicht einfach wieder einmal ein Ratgeber oder ein Diätplan – von denen es schon genug gibt. Es ist auf keine Weise sektiererisch, sondern pragmatisch und sucht als wichtigstes Ziel den Langzeiterfolg. Es setzt auf die drei Säulen der erfolgreichen Gewichtsreduktion, nämlich die Umstellung der Ernährung, die vermehrte Bewegung und die grundsätzliche Veränderung von Einstellung und Verhalten gegenüber Ernährung und Bewegung. Auf allen drei Ebenen erfährt der Autor positive Emotionen, d.h., er wählt die Formen der Ernährung und Bewegung, die ihm zusagen, und quält sich nicht durch Verzicht auf genussreiche Nahrungsmittel oder mit verhassten Bewegungsarten. Ein solches Verhalten würde nur eine gewisse Zeit durchgehalten, und die Wiederzunahme wäre programmiert. Er tut das, was ihm Spass macht.

Die Aktualität des Berichts ergibt sich durch die Tatsache, dass erhebliches Übergewicht weiterhin ein dominantes und zunehmendes Problem weltweit ist – so ist gemäss einer gross angelegten Studie weltweit die Zahl adipöser Männer und Frauen seit 1975 um den Faktor 6 angestiegen! Die aktuellen Zunahmeraten sind weiterhin beängstigend, besonders in asiatischen Ländern wie China und Indien.

Der Bericht zeigt auch, dass eine wesentliche Gewichtsabnahme ohne chirurgischen Eingriff möglich ist – er lässt vermuten, dass heute zu schnell die Magenoperation als vermeintlich „letzte Chance" durchgeführt wird. Es geht auch ohne Messer!

Es ist verdienstvoll, dass der Autor diesen Bericht geschrieben hat. Er soll Menschen mit erheblichem Übergewicht motivieren, das Problem noch einmal anzupacken, um mit den aufgezeigten Elementen ebenfalls Erfolg zu erleben.

Basel, 10. Dezember 2017

Prof. Ulrich Keller
FMH Endokrinologie-Diabetologie
4055 Basel

SCHLANK WERDEN – SCHLANK BLEIBEN

Denken 13

Keine Speise schmeckt so gut wie das Gefühl,
   schlank zu sein 17
Viele Wege führen nach Rom,
   noch mehr Wege hingegen nicht 18
Dicke sind die evolutive Elite der Menschheit! 21
Im Kopf fängt alles an,
   oder: Vom Müssen, Mögen, Wollen 24
Elefanten isst man scheibchenweise, oder: Das Gras
   wächst nicht schneller, wenn man daran zieht 26
Weniger Kalorien essen
   oder mehr Kalorien verbrennen? 27
„It's all about perception!" – Was hat menschliche
   Wahrnehmung mit Abnehmen zu tun? 29
Unsere Gene sind verschieden – und trotzdem nehmen
   Sie nicht zu, wenn Sie Schokolade nur ansehen 31
Wie können wir unsere Gene ändern? Welche
   Faktoren können wir selbst beeinflussen, wenn wir
   zur genetisch überlegenen Subspezies gehören? 34
Disziplin versus Einsicht, Freude und Neugier, oder:
   Das freudvolle Versuch-Resultat-Erkenntnis-Prinzip 36
Bewegen und Essen – Gedanken und Gefühle 38
Die normative Kraft des Faktischen,
   oder: Der jetzige Stand des/meines Irrtums 40
Denken / Handeln 45
Bewegen 46
Essen 48

Bewegen 49

Mein Freudehund ist meinem (inneren) Schweinehund
    noch nie begegnet – Freude an Bewegung 51
Wie starten? Suchen und finden Sie
    eine freudvolle Bewegung 53
Das Fahrrad – das ideale Bewegungsgerät für alle 56
Die mystischen drei Monate 57
Mit Freude singend und ohne Pulsuhr 61
Training-Zonen 63
Essen, um sich zu bewegen – die totale Verwirrung 64
Zeitmangel für Bewegung – meist nur
    Organisationsmangel......................... 67
Varietas delectat – Abwechslung macht Spass 69

Essen 71

Essen sollte immer etwas Genussreiches sein........... 73
Ich hasse Disziplin und liebe eleganten Charme,
   oder: Wieso sind viele Französinnen schlank?......... 74
Hunger ist ein seltener Grund fürs Essen.............. 77
Haben Dicke einen grösseren Magen?................... 78
Energiedichte der Nahrung,
   oder: „If man made it, don't eat it" 80
Ohne 5-mal am Tag geht nichts...................... 81
Trinken: Nur kalorienfrei 82
Essen ist einfach – Kochen nicht 84
Michel Guérard – der erste Spitzenkoch,
   der Kalorien zählte 84
Purée magique au céleri et aux champignons 86
Ein neuer Tag – ein neues Leben 87

Bibliografie 91
Dank... 95

Für alle Freunde der Verkürzung (wie mich) habe ich versucht, meine Erfahrungen in einem einzigen Satz zusammenzufassen:

> ❯ *Befreie dich (auch vom überschüssigen Körperfett), indem du dir kritische, vielfältige und vielschichtige Gedanken machst über deinen Alltag und abwechslungsreiche, spielerisch-neugierig-entdeckerische Bewegungsfreude in der Natur suchst und findest.* ❮

DENKEN

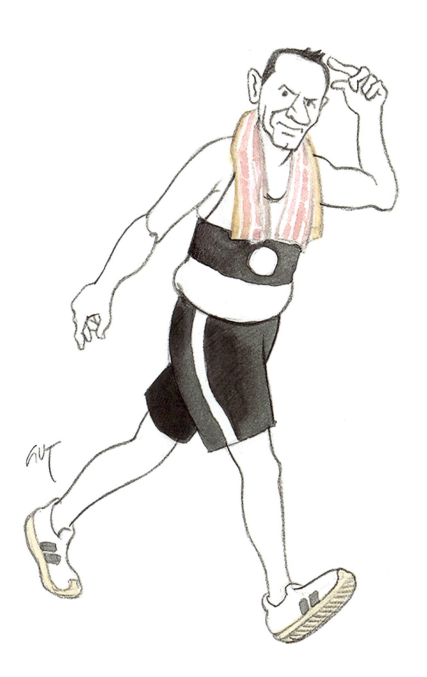

Keine Speise schmeckt so gut wie das Gefühl, schlank zu sein

„Wie hast du das gemacht?", werde ich oft gefragt, wenn ich erzähle, dass ich 50 Kilogramm abgenommen habe. Der Unterschied zwischen dem alten und dem jetzigen Bernhard Rinderknecht ist derart frappant, dass mich Menschen, die mich lange Zeit nicht mehr gesehen haben, nicht mehr erkennen. Eine Patientin, die mich nicht mehr erkannt hatte, sagte mir, dass sie an sich nichts dagegen habe, wenn ein Vertreter die Sprechstunde übernehmen würde, aber sie hätte erwartet, dass man ihr dies ankündigt. Ein Handwerker hatte mich sogar gebeten, meinen Vater zu rufen, und war perplex, als ich ihm sagte, ich sei der Rinderknecht, den er vor Jahren kennengelernt habe.

Alle wollen dann natürlich wissen, wie ich das gemacht habe, und viele erhoffen sich den ultimativen Geheimtipp oder noch lieber die neue Geheimpille, die ich als Arzt vielleicht an mir getestet habe.

Mit anderen Worten: Die meisten glauben oder hoffen, dass Übergewicht ein monofaktorielles Problem ist und demnach auch eine einzelne Massnahme die Lösung sei. Leider muss ich Sie da enttäuschen. Wie die meisten Krankheiten ist auch Übergewicht ein multifaktorielles Geschehen. Viele insistieren und behaupten, man müsse nur dieses oder jenes tun, und dann werde man ja gar nie dick. Leider stimmt das nicht. Auch mein Weg ist nicht in einem Satz erzählt, und deshalb werde und wurde ich von vielen ermutigt: „Schreib deine Geschichte auf!"

› *Schlank werden und sein macht zufriedener, zuversichtlicher, attraktiver und jünger.* ‹

Man fühlt sich wohler in seiner Haut, wird beweglicher, alles wird ein bisschen müheloser, und man erhält Komplimente, ja, gar stille oder ausgesprochene Bewunderung widerfährt einem.

Früher war der morgendliche Blick in den Spiegel erdrückend. Heute erfüllt er mich mit Zufriedenheit und bescheidenem Stolz und gibt mir wie ein leichter Rückenwind beim Fahrradfahren Energie für den Tag. Ich würde mich freuen, wenn Ihnen die eine oder andere Idee in meinem Buch zu diesem Lebensgefühl verhilft und Sie aus eigener Erfahrung sagen können: „Keine Speise schmeckt so gut wie das Gefühl, schlank zu sein."

Viele Wege führen nach Rom, noch mehr Wege hingegen nicht

Jeder Mensch ist einzigartig und jeder (Lebens-)Weg ist anders. Viele Dinge kommen ins Wanken, wenn wir tiefer nachdenken. Und so stimmt auch dieser Kapiteltitel wohl nicht. Hätten wir ewig Zeit, würde sicher ein Weg einmal nach Rom führen.

Unsere Schwierigkeit ist nur, dass niemand von uns unerschöpfliche Geduld hat. Viele Wege würden uns früher oder später in derartige Schwierigkeiten bringen, dass wir die Reise abbrechen würden. Wir würden vor unüberwindbaren Hindernissen und Abgründen stehen und frustriert den Rückzug antreten. Einige würden feststellen, noch weiter vom Ziel entfernt zu sein als bei Antritt der Reise.

Genau das möchte ich vermeiden. Ich habe (Abnehm-)

Geschichten, die erfolgreich zum Ziel führten, im Detail studiert. Viel häufiger dagegen (die Literatur sagt, etwa in 9 von 10 Fällen) haben mich frustrierende Reiseabbrüche betroffen gemacht. Ich stelle dabei oft dieselben Fehler fest. Ratgeber sind voll von Ratschlägen, wie's gehen soll, aber selten erfährt man, wie's nicht geht.

Und wenn ich ein Ziel habe mit diesem Büchlein, so ist es, Ihnen die Fehler und Unwägbarkeiten auf Ihrer Reise aufzuzeigen. Ihnen Frustrationen durch klassische Fehler zu ersparen, die zwar sehr häufig sind, aber auf die gar nicht häufig eingegangen wird. Damit, so mein Wunsch und meine Hoffnung, haben Sie ein Instrumentarium, um Ihren persönlichen, ganz individuellen Weg zu finden. Interesse, Aufmerksamkeit, Neugier, Fantasie und Geduld helfen, um zu den Erfolgreichen zu gehören.

Ein Freund von mir durfte die Renovation eines der schönsten Hotels der Schweiz, des „Les Trois Rois" am Rhein in Basel, leiten. Beeindruckt von dieser Riesenaufgabe und Leistung fragte ich ihn, wie er vorgegangen war, um die unzähligen ineinandergreifenden (Bau-)Zahnrädchen am Laufen zu halten.

Ich wusste, dass er als erfahrener Generalstabsoffizier gewohnt war, analytisch-strukturiert zu denken und zu planen, trotzdem war ich verblüfft über seine Strategie. Er hatte sich das Ziel gesetzt, möglichst wenig falsch zu machen und sein Augenmerk ganz auf die Vermeidung und Behebung von Fehlern zu richten. Auf einer grossen Informationstafel wurden laufend alle Fehler und Friktionen notiert und so bald als möglich korrigiert.

„Weisst du, die Aufgabe war so gross, dass mir klar wurde, dass ich nicht alles richtig machen kann, und ich habe mir zum Ziel gesetzt, möglichst wenig falsch zu

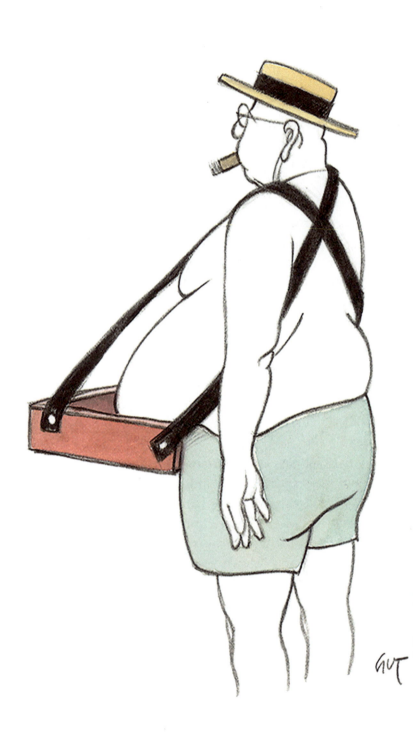

machen, um möglichst effizient und schadlos zum Ziel zu kommen."

Ihm ist das sehr gut gelungen, und Ihnen wünsche ich das auch.

Dicke sind die evolutive Elite der Menschheit!

Auch jetzt, wo ich mich anschicke, meine Geschichte zu erzählen, und versuche, Übergewichtigen eine Hilfe zu sein, bin ich mir noch nicht sicher, ob dies sinnvoll ist.

Ich bin mit Begeisterung Arzt und sehe eine wichtige Aufgabe in der Prävention. Da aber fangen meine Zweifel an: Ich bin unschlüssig, ob ein einzelnes Beispiel Wirkung hat. Es gibt nämlich den möglicherweise berechtigten Einwand: „Haltet euch von Ratgeberliteratur fern!" Ratgeber werden von Menschen geschrieben, die sich Ziele setzen können und diese auch erreichen. Gelesen aber werden sie von Menschen, die das gleiche Ziel haben, aber nicht befähigt sind, dieses zu erreichen, und deshalb resultiert nur Frustration. Das will man als Arzt natürlich nicht. Ich bin mir zwar bewusst, dass in der Prävention nur wenige erfolgreich mitmachen werden, aber für jeden Einzelnen, den ich erfolgreich befähige oder motivieren kann, dasselbe zu erreichen, was mir gelungen ist, hat sich der Aufwand gelohnt.

Wieso soll es anderen nicht auch gelingen, ihr Gewicht zu stabilisieren, habe ich mich gefragt. Ich bin nicht besonders diszipliniert und nicht gescheiter als andere. Ich kann mich aber für etwas begeistern und Erkenntnisse erlangen. So habe ich mich für mein Selbstexperiment begeistert und bin zu Einsichten gelangt, die vielleicht nicht verbreitet sind. Das motiviert mich, diesen Text zu schreiben, in der Hoffnung, dass möglichst viele davon profitieren können.

Falls Sie übergewichtig sind und darunter leiden, gebe ich Ihnen hiermit meine zentrale Erkenntnis weiter: „Sie gehören der evolutiven Krönung der Menschheit an." Sie besitzen ganz offensichtlich einen sehr starken Essreiz. Der Essreiz ist evolutiv richtig. Nahrung soll einen starken Essreiz auslösen. Denn Nahrung ist in der Menschheitsgeschichte eine eher knappe Ressource.

Wenn Sie als Sammler und Jäger, die wir genetisch alle sind, einen Steinbock erlegt haben, wie das wohl unser Kumpan Ötzi als Vorletztes getan hat,[1] dann müssen Sie essen, und zwar unter Ignorierung des Sättigungsreizes. Der Steinbock wird bald ungeniessbar, wenn Sie sagen: „Das Stückchen Leber war gut, jetzt bin ich satt, jetzt geh ich schlafen." Es ist absehbar, dass Eiweiss-Konkurrenten sich an der verwesenden Jagdbeute gütlich tun werden. Auch wenn sich ein gefährliches Raubtier nähert, also Stress aufkommt, müssen Sie weiteressen. Und dazu sind Dicke eben oft auch in der Lage. Im Gegensatz zu vielen Schlanken nimmt der Appetit bei Stress nicht ab, sondern noch zu. Denn unbewusst signalisiert Stress bei ihnen, dass es möglicherweise bald schwierig sein wird, zu Nahrung zu kommen. Nahrung ist aber die Kraft-Basis zur weiteren Nahrungsbeschaffung. Also: Nahrung sehen und essen ist evolutiv gesehen richtig.

Was evolutiv hingegen neu ist, ist der Nahrungsmittelüberfluss in weiten Teilen der Welt. Dabei dürfen wir nicht übersehen, dass eine Milliarde Menschen auf unserem Planeten chronisch Hunger hat. Dies vor allem in den zentralafrikanischen Regionen, aus denen der Mensch stammt. Das Nahrungsüberangebot ist nicht natürlich entstanden, sondern durch unser Zutun, nämlich durch Ackerbau und vor allem durch die Industrialisierung, und das quasi im evolutiven Zeitraffer. Die evolutiven Adaptationsvorgänge sind dagegen träge, und so neigen die meisten Menschen bei Nahrungsüberangebot dazu, über den Hunger und Bedarf, quasi auf Reserve, zu essen. Evolutiv gesehen richtig. Also nicht einschüchtern lassen von wegen undiszipliniert und willensschwach. Das ist oft mangelnde Einsicht und manchmal sogar Neid von dünnen Zeitgenossen, die unter Stress aufhören zu essen, denen sozusagen die einsichtige Disziplin fehlt, dies zu korrigieren. Fatalerweise ist leider reziprok zur erhöhten Kalorienzufuhr der Bewegungsumfang zurückgegangen.

Auf einen Nenner gebracht:

> *Sie sind nicht schuld daran, dass Sie dick sind, aber der Einzige, der etwas dagegen tun kann.* <

Was will ich damit erreichen? Einerseits möchte ich Sie von Schuldgefühlen befreien, die wohl täglich von Zeitgenossen ausgelöst werden. Andererseits möchte ich Sie zum Weiterlesen motivieren. Nur Interesse und etwas Geduld müssen Sie mitbringen.

Im Kopf fängt alles an,
oder: Vom Müssen, Mögen, Wollen

Ich begleite vereinzelt Abnehmwillige etwas intensiver. Einige haben eine betriebliche Führungsverantwortung <www.ceofit.com>, und mein Ansatz bei diesen Klienten ist, dass ich über die Veränderungen bei ihnen darauf Einfluss nehmen kann, dass die gesamte Belegschaft von den gesundheitspräventiven Erkenntnissen und Verhaltensänderungen des Chefs profitiert.

Wir moderne Menschen sind oft im beruflichen und im privaten Alltag gefangen. Unser Alltag wird von vielen Aufgaben und Verpflichtungen bestimmt. Müssen ist ein Verb, das Konjunktur hat. Aber müssen wir wirklich, oder wollen wir? Mein erster Triathlon-Trainer pflegte zu sagen: „Ausser sterben musst du gar nichts!"

Natürlich greift diese Vereinfachung zu kurz. Aber fragen Sie sich selbst, wenn Sie das nächste Mal sagen: „Ich muss (noch schnell) ...", ob Sie wirklich müssen. Denken Sie es zu Ende. Müssen ist ein moralisch negativ besetztes Wort. Unser „Gewissen" oder unsere „Erwartung" von innen oder aussen sprechen dabei.

„Ich müsste (eigentlich) abnehmen" ist also eine ungünstige Formulierung. „Ich möchte abnehmen" ist schon weniger moralisch belastet, aber noch unbestimmt.

> *Ich will abnehmen, und dies hat für mich lebenslang eine sehr hohe Priorität.* <

Dies ist der zielführende Satz. Gerade von Führungsleuten würde man ja erwarten, dass sie Prioritäten setzen können. Aber ich stelle fest, dass bei vielen das Abnehmen und die

Konsequenzen dieses Vorhabens mehr Wunsch sind als prioritäres Wollen, mehr „Ich möchte" als „Ich will". Und das funktioniert nach meiner Erfahrung nicht. Wenn man mit „mögen" startet, dann ist die Motivationsluft meist bald verpufft. Dann kann man höchstens, ein Zitat Mark Twains abwandelnd, feststellen: „Abnehmen ist ganz einfach, es ist mir schon öfters gelungen."

Also legen Sie das Buch zur Seite und überlegen Sie für sich: Will ich wirklich abnehmen und bin ich bereit, dies über längere Zeit zu meiner Nummer 1 auf der Prioritätenliste zu machen? Nicht Ihre Umgebung und auch nicht Ihr Arzt werden erwirken, dass Sie abnehmen werden und schlank bleiben. Nur Sie können das. „The doc loads the gun, the patient pulls the trigger."

> *Was es dazu braucht: Neugier, Freude, Zeit und Geduld.* <

Wenn ich zurückblicke und nach den Gründen suche, weshalb es bei mir auch nicht beim ersten Mal geklappt hat und weshalb viele Fehlversuche vorausgingen, dann ist eine Komponente sicherlich fehlendes Wissen und zu wenig Verständnis für die zugrunde liegenden Mechanismen. Ich wusste noch nicht, wie's funktioniert. Meine persönlichen Erkenntnisse kann ich Ihnen in diesem Buch anbieten, was ich Ihnen aber nicht geben kann, sind die zeitlichen Freiräume, die auch mir damals gefehlt haben. Ich war voll eingespannt in meine Aufgaben in Beruf und Familie und hatte sehr wenig zeitliche Freiräume. Natürlich kann man sich die Freiräume zum Teil auch nehmen, aber oft ist man dabei limitiert.

Wenn ich meinen Weg in eine verkürzte Formel bringe, so würde ich sagen: „Es ist mir gelungen, mich zu befreien und zu begeistern." Das wünsche ich auch Ihnen. Das muss nicht bedeuten, dass Sie einen Ironman machen wollen oder werden. Es kann sogar bedeuten, dass Sie für sich entscheiden, dass Sie zurzeit gar nicht abnehmen wollen, sondern etwas anderes für Sie wichtiger ist.

Aber das Wollen, das „Ich will" ist tragend, und ich vergesse nie, wie ich überglücklich und zufrieden am Ziel nach meinem ersten Ironman (etwas, das für mich als 133 Kilogramm schwerer Mensch vollkommen undenkbar und unerreichbar war) sass und diese vielen Menschen ins Ziel einlaufen sah, Frauen, Männer, Junge, Alte, Muskulöse, Grazile, z.T. auch Pummelige, und wie es mir wie Schuppen von den Augen fiel, was all diesen sehr unterschiedlichen Menschen gemeinsam ist: Sie wollten über diese Ziellinie rennen.

Viel Erfolg und Erkenntnis bei Ihrer Prioritätenfindung!

Elefanten isst man scheibchenweise, oder: Das Gras wächst nicht schneller, wenn man daran zieht

Geduld ist eine der Schlüsseleigenschaften, die man pflegen sollte, wenn man langfristig schlank bleiben will. Die meisten, das habe ich schon erwähnt, wollen ein einfaches Rezept, und sie wollen, dass es schnell geht. „I want it all now" ist eine verbreitete Haltung in unserer zivilisierten, materialistischen, beschleunigten Welt. Aber auch in dieser Welt gelten die Naturkräfte, die viel stärker sind als wir. Den Studenten sage ich: „Die Evolution ist ein grosser, starker, träger Fluss." Getragen wird dieser Prozess von den zwei stärksten Kräften: Fortpflanzen und Überleben. Ja, ich bin ein „Evolutionist". Ich bin fasziniert von der Natur und ihren Kräften. Für mich sind persönliche Erkenntnisse als Arzt beglückend. Das passiert meist, wenn ich das evolutive Prinzip eines Prozesses zu erahnen beginne und mit der konkreten medizinischen Frage verbinden kann. Aber ich will nicht falsch verstanden werden. Ich finde nicht, dass man die technisierte Zivilisation als Entwicklung bewerten sollte, denn wohl niemand will in der Evolution zurück. Es gilt nur, die Naturgesetze zu beobachten und zu respektieren. Und dazu kommt die Erkenntnis, dass wir mit Sekunden und Minuten leben und unser Leben eine unnatürliche Beschleunigung erfahren hat. Wir sind von dem „I want it all now" besessen. Wir erliegen Werbungen, die einem „Schlank über Nacht" versprechen.

> *Drei Jahre hat es gedauert, bis ich meinen halben Zentner Übergewicht losgeworden bin, und wenn Sie mich fragen, wie lange ich die Geduld aufzubringen glaube, um mein Gewicht zu halten, dann antworte ich: „Lebenslang."* <

Weniger Kalorien essen oder mehr Kalorien verbrennen?

Das Körpergewicht folgt einer einfachen rechnerischen Energiezufuhr-/Energieverbrauchsbilanz. Wo soll ich ansetzen? Welche Komponente ist wichtiger, wenn ich abnehmen will? Kurz:

> *Essen hat einen grösseren Einfluss, aber Bewegen ist wichtiger.* <

„Wie bitte? Das ist ja ein Widerspruch!" – Nein, keineswegs. Lassen Sie mich erklären. Ich gehe davon aus, dass Sie langfristig schlank bleiben wollen. Dann ist Bewegung der relevantere Faktor. Das heisst, die positive Prädiktivität (Vorhersagbarkeit, dass etwas eintritt) von Bewegung ist sehr hoch. Oder anders: Ohne viel Bewegung ist die Chance gross, wieder zuzunehmen. Essen hingegen beeinflusst die Kalorienbilanz viel stärker. Dazu ein plakatives Beispiel: Es ist möglich, in 12 Minuten 4 Liter Vanilleeis zu essen (Weltrekord in „competitive eating"). Das sind 8000 Kilokalorien Nahrungsenergie. Etwa so viel, wie eine Familie mit zwei Kindern an einem ganzen Tag benötigt. Möchte der Eisesser diese 8000 Kilokalorien mit Bewegung wieder verbrennen, so müsste er etwa 12 Stunden nonstop joggen.

> *Essen ist wichtiger beim kurzfristigen Abnehmen, Bewegen ist wichtiger beim langfristigen Halten des Gewichts.* <

Offensichtlich beeinflusst Bewegung auf vielfältige Weise nicht nur unsere Energiebilanz, sondern auch unsere Grundstimmung, unser Körpergefühl und unser Essverhalten.

Ich habe diese Erkenntnisse vor allem aus einem grossen Register von Menschen, die erfolgreich über lange Zeit ihr Gewicht halten (National Weight Control Registry, NWCR. ws). Von Rena Wing und James Hill in den USA gegründet, erfasst das Register detailliert Ess- und Bewegungsverhalten von über 10 000 erfolgreichen Abnehmern.

94 Prozent dieser Menschen bewegen sich regelmässig, und zwar durchschnittlich 1 Stunde pro Tag. Zurück also zur anfangs gestellten Frage: Wo beginnen beim Abnehmen? Die Antwort muss jetzt klar sein: „Mehr Bewegung." So möchte ich mich im ersten Teil unserer Reise zu einem langfristig schlanken Körper mit Bewegung befassen. Aber zuvor braucht es wichtige Vorbemerkungen zu Fragen der Wahrnehmung und Quantifizierung, welche im nächsten Kapitel betrachtet werden.

„It's all about perception!" – Was hat menschliche Wahrnehmung mit Abnehmen zu tun?

Das, was wir als Realität erleben und was unsere Gedanken und Gefühle beinhaltet und beeinflusst, hängt ganz entscheidend von unserer eigenen Wahrnehmung und natürlich auch von der Wahrnehmung der Menschen um uns herum ab.

Häufig sind die Vergleichsmasse für unsere Wahrnehmung Zahlen. Ich erspare Ihnen hier meinen kritisch-philosophischen Exkurs über unsere Zahlenwelt, nur so viel:

> ❯ *Je mehr Sie auf Zahlen verzichten und sich auf Ihr Gefühl und Ihre Gedanken verlassen können, desto besser. Aber ganz ohne Zahlen geht es nicht.* ❮

Nehmen wir ein extremes Beispiel, das uns alle nicht unbetroffen lässt. Menschen mit einer Anorexia nervosa empfinden sich als zu dick, ganz im Gegensatz zu ihrer Umgebung.

Im klinischen Alltag hilft aber den Patienten und den Ärzten eine scharfe Gewichtslimite, um davon einvernehmliche Therapiemassnahmen abhängig zu machen.

Bei allen Menschen kontrastieren im Bereich Gewichtsregulation Wahrnehmung und das, was wir messen können. Und zwar wird generell die Energiemenge, die wir zuführen, unterschätzt und diejenige, die wir durch Bewegung und Arbeit verbraucht haben, überschätzt. Wahrscheinlich ist das aus evolutionsbiologischer Sicht sinnvoll. Nur nie zu wenig essen und sich möglichst nur so viel bewegen, wie für die Nahrungsbeschaffung nötig, denn wer weiss, wann der (Steinzeit-)Mensch das nächste Mal etwas zu essen findet.

Machen Sie die Probe aufs Exempel! Protokollieren Sie exakt einige Tage lang, was Sie essen und was Sie verbrauchen. Die Erfahrung wird eindrücklich sein. Und Sie sind in guter Gesellschaft, sogar Radprofis überschätzen ihren Verbrauch und unterschätzen ihre Kalorienzufuhr. Wäre sonst erklärbar, weshalb es vereinzelt Tour-de-France-Teilnehmer gibt, die trotz einem täglichen Verbrauch von 7000 bis 10 000 Kalorien während der Tour an Gewicht zunehmen?

Meine Spezialwaage druckt die Messergebnisse aus. So habe ich während einiger Wochen mein Gewicht täglich geschätzt und die Ausdrucke erst nach dieser Periode mit den Schätzwerten verglichen. Regelmässig daneben, ich habe mein Gewicht regelmässig unterschätzt.

Zurück zur Bewegung. Bewegung verbrennt generell relativ wenige Kalorien. Vor allem treten in Folge der Gewichtsreduktion Sparmechanismen in Kraft, die auch den ökonomischeren Umgang der Muskulatur mit Verbrennungsenergie einschliessen.[2]

Als sehr vereinfachte Regel (es werden immer alle Makronährstoffe – Fette, Kohlenhydrate und Eiweisse – gleichzeitig verbrannt, aber Sie sind ja an der Körperfettverbrennung interessiert) gilt:

> ❭ *Pro Minute leicht anstrengender Bewegung verbrennt man circa 1 Gramm Körperfett.* ❬

Das heisst aber auch, dass sich andere Faktoren, die mit Bewegung verbunden sind, offenbar positiv auf die Gewichtsstabilisierung auswirken. Und eine Hauptwirkung ist sicherlich diejenige auf die Seele. Sport und Bewegung, richtig betrieben, verbessern die Stimmung während der Aktivität, aber auch darüber hinaus. Und dies soll Ihre Zielgrösse sein.

> ❭ *Versuchen Sie sich – vor allem als Bewegungsanfänger – auf Gefühle zu konzentrieren.* ❬

Je besser Sie darin sind, desto grösser ist die Chance, dass Sie dabeibleiben und Bewegung ein geliebter und wichtiger Faktor in Ihrem Alltag wird.

Unsere Gene sind verschieden – und trotzdem nehmen Sie nicht zu, wenn Sie Schokolade nur ansehen

Wir Dicke sind oft verzweifelt. Ja, wir Dicke. Auch wenn ich normalgewichtig bin, gehöre ich der Subspezies „Dicker Mensch" an, der evolutiven Elite der Menschheit also, wie wir ja inzwischen wissen. Wir sind oft verzweifelt, weil wir das Gefühl haben, was wir auch tun und was wir auch essen – die Gewichtskurve geht schonungslos nach oben. Wie oft schon habe ich von Patientinnen gehört: „Wissen Sie, meine Freundin isst den ganzen Tag Schokolade und ist gertenschlank, und ich nehme nur schon vom Anschauen der Schokolade zu."

Selektive Wahrnehmung! Wir verdrängen, dass wir ja auch Schokolade essen, aber vor und nach dem Nachtessen, das ja auch nicht gerade kärglich ausfällt. Dass die Freundin aber vielleicht ein Joghurt und einen Grüntee zum Nachtessen nimmt, übersehen wir grosszügig. Unser Hirn ist eben keine Rechenmaschine. Die Rechenmaschine weiss exakt, wieso und wie sehr wir zunehmen, unser Gehirn unterdrückt aber einige Rechenoperationen, und das ist besonders ärgerlich, da wir ja auch oft „Hunger" haben. Ja, das ist eben Schicksal, was kann man dafür, wenn man der Elite der Menschheit angehört? Und nicht nur wir selbst, auch unsere Vorfahren (Eltern, Grosseltern) gehörten dieser Elite an. „Wissen Sie, bei uns ist das in der Familie, es sind halt die Gene, Herr Doktor!", bekomme ich dann zu hören.

Nun, wie ist das wirklich? Wie wichtig sind die Gene, und wie können wir unserem Genschicksal entrinnen? Oder sind wir fix programmiert, und das Programm läuft ohne unser Zutun ab?

Heute wissen wir, dass über 100 Gene an der Regulation des Übergewichts beteiligt sind. Ein entscheidendes Gen ist das FTO (Fat mass and obesity associated gene). Tatsächlich kann man in Studien zeigen, dass Gene für das Überleben eine wichtige Rolle spielen. Wie wir ja schon wissen, haben Menschen unterschiedlich stark Appetit. Diese Tendenz zum grossen Appetit und zum Überessen scheint unter anderem genetisch mit definiert. Was aber nicht beeinflusst wird, ist der Grundumsatz, d.h. diejenige Menge Energie, die ein Mensch, abhängig von seinem Geschlecht, seinem Alter, seiner Körpermasse und Zusammensetzung, verbrennt. Das landläufige Bild vom guten „Futterverwerter" trifft also nicht zu. Wir kommen wieder auf das vorherige Phänomen zurück: selektive Wahrnehmung und Fehlschluss. Wir sehen einen jungen, athletisch schlanken Mann essen wie ein Mähdrescher und denken: Schlechter Futterverwerter! Dass der aber täglich noch mal so viele Kalorien verbrennt durch Arbeit und Sport in der Grössenordnung seines Tagesgrundumsatzes, das übersehen wir geflissentlich.

Ein gutes Studienmodell in der Genetik bieten eineiige Zwillingspaare. Eineiige Zwillinge gleichen sich nämlich mehr als ein Ei dem anderen. Genetisch gesehen sind sie identisch. Identisch ist ihre Erbinformation, ihre DNS (Desoxyribonukleinsäure). Entsprechend ist auch die Steuerung der unzähligen Vorgänge, die auf das Körpergewicht wirken, gleich.

> *Zwillingsstudien haben gezeigt, dass die genetische Grunddisposition einen grossen Anteil daran hat, ob jemand übergewichtig wird. Obwohl dieser Anteil etwa zwei Drittel ausmacht, ist ein übriger Drittel unabhängig von der Disposition.* <

Im nächsten Kapitel wollen wir uns ansehen, welche Faktoren beeinflussbar sind und wie das genau funktioniert.

Wie können wir unsere Gene ändern? Welche Faktoren können wir selbst beeinflussen, wenn wir zur genetisch überlegenen Subspezies gehören?

Man hat sich lange Zeit sehr viel versprochen von der Genetik. Wie so oft musste man feststellen, dass die Dinge viel komplexer sind als unser Verständnis darüber und dass unsere vereinfachenden Erkenntnisse revidiert werden müssen. Unser Genom ist zwar eine exakte Programminformation, die mit nur vier Buchstaben geschrieben ist, aber die sogenannte Expressivität und Penetranz dieser Information sind variabel, und wir können sie selbst beeinflussen. Einer der wichtigsten Einflussfaktoren, was die Gewichtsregulation betrifft, ist körperliche Bewegung. Der menschliche Körper ist auf Bewegung angelegt. Bewegungstechnisch sind wir Allrounder. Wir sind kräftig, können sprinten, können ausdauernd laufen, schwimmen, sind beweglich und geschickt, und wir sind vor allem vorgesehen für diese Aktivitäten.

Unsere genetisch identischen Steinzeit-Vorfahren haben sich täglich etwa 10 bis 20 Kilometer fortbewegt. Viele der etwa 260 Urvölker tun dies noch heute. Die Tarahumara sind ein mexikanisches Bergvolk, das die Ausdauerlauffähigkeit stark entwickelt hat. Wegen der weiten Distanzen von Dorf zu Dorf und der Treibjagd haben die Tarahumara die Fähigkeit entwickelt, sehr lange Distanzen – bis über 100 Kilometer – laufend zurückzulegen.

Wie ist es aber nun möglich, dass Bewegung die Gene beeinflusst? Es gibt in der Natur nichts Statisches, nichts Rigides, alles ist in Bewegung und im Fluss, so auch unsere Gene. Hier heisst das Stichwort Epigenetik. Durch chemische Prozesse, die unter anderem durch körperliche

Aktivität initiiert werden, findet ein „An- oder Abschalten" der Gene statt.

> *Menschen, die aufgrund ihrer Variante des FTO zu Übergewicht neigen, können durch körperliche Aktivität den Einfluss dieses Gens um 30 Prozent reduzieren. Die Empfehlung für ehemals stark Übergewichtige, die ihr Normalgewicht halten wollen, ist 60 bis 90 Minuten Bewegung pro Tag.* <

Die (Meta-)Analyse legte eine deutlich geringere Aktivität zugrunde (über 1 Stunde pro Woche!). Deshalb kann davon ausgegangen werden, dass der Effekt bei 60 bis 90 Minuten pro Tag noch grösser ist.

Eine andere Komponente, die der Übergewichtige ändern und beeinflussen kann, ist seine Umgebung und sein Verhalten. Man spricht hier vom „obesogenic environment". Dies ist eine wichtige Komponente, die eine lebenslange Aufgabe darstellt. Nur ganz wenige Menschen nehmen nicht zu, wenn schlaraffenlandartige Bedingungen herrschen. Mit diesen Faktoren muss man sich auseinandersetzen, und Sie werden staunen, wie sehr unsere Esslust vom archaischen Unterbewusstsein gesteuert wird. Ein Moralist würde von niederen Instinkten sprechen, ich als Naturwissenschaftler nenne sie die höchsten Instinkte.

Disziplin versus Einsicht, Freude und Neugier, oder: Das freudvolle Versuch-Resultat-Erkenntnis-Prinzip

„Ja, du bist einfach ein sehr disziplinierter Mensch!", bekomme ich gelegentlich zu hören. „Deshalb gelingt es dir, schlank zu bleiben." Das glaub ich allerdings nicht. Wenn ich, wie es nicht ganz selten passiert, das dritte Stück Kuchen längst über den eigentlichen Appetit hinaus esse oder die vor mir liegende Kekspackung verwundert anstarre, weil schon einiges davon in meinem Schlund gelandet ist, dann ist das nicht gerade die Beschreibung eines disziplinierten Menschen.

Ich glaube nicht so sehr an die Disziplin als Mechanismus. Disziplin ist für mich verbunden mit einer Haltung, die geistig-intellektuell motiviert ist. Disziplin braucht man dann, wenn man etwas tut, das man nicht gerne tut, aber das einem im Moment notwendig oder vernünftig erscheint. Und natürlich tun wir das alle täglich vielfach, sonst könnten wir gar nicht funktionieren in einer Gemeinschaft. Wir haben alle ein gewisses Quantum an innerer Disziplin, aber ist es der entscheidende Faktor?

Mein Schwager ist ein sehr gescheiter Mann. Er hat mir einmal gesagt, dass er glaube, dass ich erfolgreich schlank bleibe, weil ich begeisterungsfähig bin. Das hat mir eingeleuchtet. Ja, ich bin begeisterungsfähig, und ich bin neugierig und bei vielem emotional-freudvoll.

Das ist ein Rat an Sie. Versuchen Sie es nicht über den Kopf, nicht über Disziplin, nicht über Gedanken anzugehen. Das führt zwangsläufig zu frustrierenden Erlebnissen. „Jetzt habe ich wieder gesündigt, jetzt hatte ich wieder zu wenig Disziplin."

> *Pflegen Sie Ihre Freude und Ihre Neugier.* ‹

Als Arzt arbeitet man oft, wie in anderen Berufen, nach dem Prinzip „trial and error". Man versucht etwas und beobachtet, ob es funktioniert. Deshalb ist Erfahrung wohl wichtiger als Intellektualität. Deshalb steht meines Erachtens die Erfahrungserkenntnis über der intellektuellen Herleitungserkenntnis. Kann ich abnehmen und mein Gewicht halten, und wie geht das? Ich war neugierig und habe meine Gedanken und Gefühle und meine Resultate notiert. (Aufschreiben ist immer etwas Gutes, es hilft dem Hirn, die Erfahrung besser festzusetzen.)

Beim Prinzip „trial and error" arbeitet man über Resultate, die oft Versagen bedeuten (deshalb „error"). Nun ist wichtig, dass Sie lernen, nicht zu bewerten. „Error" und „succes" sind Bewertungen, und das ist falsch und negativ. Das Prinzip könnte ja genauso gut „trial and success" heissen.

› *Deshalb sollte Ihr Prinzip heissen: „trial and result", oder noch besser:*
„trial-result-insight". Versuch-Resultat-Erkenntnis-Prinzip. ‹

Trivial, werden Sie sagen, aber seien Sie ehrlich. Wir sind frustriert. Wir bewerten. Ja, ich habe nur nicht genug Disziplin, andere nehmen ja auch nicht zu. Falsch: nicht bewerten, nur wertungsfrei feststellen. Ferien mit Buffet-Essen sind ungünstig für mich. Konsequenz: Die nächsten Ferien mit À-la-carte-Essen oder noch besser „selber Kochen" planen. Oder überessen und deshalb frustriert nach den Festtagen ins neue Jahr starten. Wieso bewerten? Erkenntnis aus dem Resultat: Bei den nächsten Festtagen nur an Weihnachten und Silvester Süsses essen, und an den anderen Tagen Obst statt Plätzchen.

Die Angelsachsen sind ja Meister der didaktischen Verkürzung. Sie sagen:

> *No regrets – only lessons* <
> *Kein Bedauern – nur Lektionen* <

Bewegen und Essen – Gedanken und Gefühle

Hoffnungs- und orientierungslos stand ich früher oft meinem Problem gegenüber.

Fehlversuche und monokausale Lösungsansätze haben mich aufgehalten. Ratlos steht man in der Buchhandlung vor all den Büchern in der Abteilung „Diäten, Ernährung". Hier sind Proteine die Heilsbringer, da die Fette die Bösen, dort wiederum verhilft die Ananas zur Traumfigur, und andere Autoren rufen einem einfach zu: „Denk dich schlank!"

Den meisten dieser Bücher liegt eine einzige Idee zugrunde. Ein multifaktorielles Problem wird auf einen Faktor reduziert. Die Evolution hat unzählige Sicherungsmechanismen entwickelt, um unser Körpergewicht zu halten. Komplexe multifaktorielle Probleme zu lösen hatten wir auf unserem Entwicklungsweg allerdings wenig Anlass.

Dies führt dazu, dass wir es nicht gerne haben, wenn Aufgaben und Probleme komplex sind. Wir bevorzugen Vereinfachungen und simple Lösungen. Ich will hier nicht falsch verstanden werden. Ich glaube, wir müssen vereinfachen, sonst kommen wir in der Erkenntnis oft nicht weiter, wir verlieren uns sonst im Netz der Komplexität.

So habe ich mir überlegt, wie ich die vielen Gedanken zum Thema Abnehmen nach Gedanken und Gefühlen ordnen und zuordnen kann.

Ich bin ein Bewunderer der Pyramidenbauten. Sie bieten sich als Erklärungssymbol an. Es gibt eine Basis und eine schmaler werdende Pyramidenspitze. Auch wenn der Blick gegen die Spitze gezogen wird, so ist das Fundament eben die Basis im doppelten Wortsinn.

Genau so verhält es sich beim Thema Abnehmen. Wissen ist die Grundlage, ohne die keine Vollendung möglich ist, aber das Gefühl ist der Teil, der das Ganze erst fertig macht.

Es nützt nichts, wenn eine Mutter ihrem Kind liebevollste und beste Ernährung auf den Teller zaubert und nicht weiss, dass die 1,5-Liter-Eisteeflasche eine 10-prozentige Zuckerlösung ist und die 150 Gramm Zucker bereits die Hälfte des Tagesenergiebedarfs des Kindes decken. Vor allem beim Thema Essen sind die Fakten und das Verständnis zum Teil anforderungsreich, im Bereich des Themas Bewegen genügen hingegen einfach verständliche Regeln. Dieses Basiswissen versuche ich wenigstens partiell zu bieten, aber auch hier sind Interesse und Eigenleistung gefragt. Man muss sich mit den Fakten und sich selbst auseinandersetzen.

Das Erfolgsrezept, wie ein Sockel zur fertigen Pyramide wird, liegt sowohl beim Essen als vor allem auch beim Bewegen sehr im Bereich der Seele. Gefühle sind weiter oben in der Erfolgsrelevanzhierarchie anzusiedeln. Oder wissenschaftlich gesprochen: Ich glaube, dass die positiv-prädiktive Wertigkeit von Gefühlen sehr hoch ist.

› *Wenn Sie in der Lage sind, Bewegung und Essen mit*

positiven emotionalen Erlebnissen zu verbinden, haben Sie den Schlüssel für eine langfristige Gewichtsstabilisierung in der Hand. ❮

Um aber die Basis dafür zu haben, kommen wir nicht ohne Fakten aus. Wenn ich oben gesagt habe, dass ich monokausalen Diätheilsverkündungen nicht glaube, dann möchte ich nicht zu sehr werten. Natürlich geht es mir oft so, dass ich ungläubig und verständnislos eine derartige Schrift in Händen halte und mich frage, wo der Antrieb des Autors für die Publikation lag; und wenn ich auch entschieden der Meinung bin, dass Geld die Haupttriebfeder für die Entwicklung vieler Nahrungsmittel ist, so gestehe ich, dass eine gewisse intellektuelle Vereinfachung unabdingbar ist. Nur ist, wie die wissenschaftliche Literatur eben zeigt, bei einer multifaktoriellen Krankheit die Lösung in der Regel auch multifaktoriell, und deshalb wollen wir uns im nächsten wichtigen Kapitel der Frage zuwenden: Was zeichnet die erfolgreichen Abnehmer aus? Worin besteht die Gemeinsamkeit der 10 Prozent stark Übergewichtigen, denen es gelungen ist, ihr Gewicht langfristig auf Normalniveau zu stabilisieren?

Die normative Kraft des Faktischen, oder: Der jetzige Stand des/meines Irrtums

Bereits zu Beginn meines Vorhabens, normalgewichtig zu werden, das heisst 50 Kilogramm – mehr als ein Drittel meiner maximal 133 Kilogramm – Körpergewicht loszuwerden, habe ich mich intensiver mit den Erfolgsfaktoren beschäftigt.

Ich wollte wissen, worin sich diejenigen unterscheiden, die nach dem Abnehmen mit Erfolg langfristig schlank bleiben. Ich wollte von den Erfolgreichen lernen. Und wie Sie wissen, hat's bei mir geklappt.

Wenn ich nun die wichtigsten Gemeinsamkeiten der Erfolgreichen zusammenfassen will, muss ich einige Vorbemerkungen anbringen. Das medizinische Wissen ist schwierig zu fassen und zu erfassen. Medizin ist ganz bestimmt keine exakte Wissenschaft. Die Einflussgrössen sind einfach zu vielfältig, zu komplex, und die Individualität des einzelnen Menschen ist zu gross, als dass medizinisches Wissen Allgemeingültigkeit erlangen kann. In den letzten Jahrzehnten wurde versucht, die Kriterien zu beschreiben, nach denen wir in der Medizin Evidenz ableiten. Vielleicht beschreibt man Evidenz am besten mit „Wahrheitsmass". Die evidenzbasierte Medizin achtet sehr genau darauf, unter welchen Bedingungen eine Evidenz entstanden ist, und versucht, Handlungen zu propagieren, die eine hohe Evidenz haben, und solche zu verlassen, die keine Evidenz haben. Gerade in der Diagnostik gibt es zahlreiche Verfahren – die auch heute noch weit verbreitet sind –, für die inzwischen gezeigt werden konnte, dass sie eben keine Evidenz haben, wie man früher angenommen hatte. Man könnte also sagen, sie sind nutzlos und sollten verlassen werden. Ja, sie schaden sogar, sie kosten Geld, produzieren eine „Überdiagnostik", genau genommen „Fehldiagnostik" und damit eine „Übertherapie" bzw. „Fehltherapie". Damit verletzen wir als Ärztinnen und Ärzte ein ganz hohes Prinzip, das Prinzip „primum nil nocere". Damit wollte Hippokrates uns sagen: „Dem Patienten nicht zu schaden ist die erste Aufgabe des ärztlichen Handelns." Der Arzt soll und möchte helfen, nicht schaden.

Worauf ich letztlich hinauswill, ist, Ihnen zu gestehen, dass im Bereich der Gewichtsregulation die Evidenzen der Erkenntnis dünn sind. Und das wird deshalb immer so bleiben, weil ganz einfach die Regulationssysteme für das Körpergewicht extrem komplex sind und die Natur unzählige Sicherungssysteme für das Überleben entstehen liess, die als Ganzes unsere Verständnisfähigkeit überfordern. Oder anders gesagt: Wir Menschen sind einfach zu dumm.

Wenn wir einfachere Systeme (einfache gibt es in der Natur nicht!) studieren, wie zum Beispiel die Wirkung einer Substanz auf den menschlichen Blutdruck, können wir Prüfsysteme anwenden, die uns einen sehr hohen Grad an Evidenz geben. Wenn wir sehr vielen Menschen, zufällig ausgewählt (randomisiert), entweder eine Wirksubstanz abgeben oder ein gleich aussehendes Präparat ohne Wirksubstanz (Placebo) und weder Arzt noch Patient wissen (doppelblind), wer welches Präparat bekommen wird, und man dann in der Zukunft (prospektiv) untersucht, ob die Wirksubstanz einen Effekt hatte, dann hat man damit ein Resultat mit einer sehr hohen Evidenz. Damit verbunden sind natürlich auch die Reproduzierbarkeit und die Allgemeingültigkeit der Aussage. Die hohe Reproduzierbarkeit würde sagen, dass bei mehrfachem Wiederholen des Versuchs immer das gleiche Resultat rauskommt. Die Allgemeingültigkeit würde sagen, dass bei fast allen Menschen diese Wirkung zu erwarten ist. Diese Studien nennt man prospektiv-randomisierte Doppelblind-Studien, und sie haben, was in der Medizingemeinde weitgehend unbestritten ist, eine sehr hohe Evidenz. Um es kurz zu machen, derartige hohe Evidenzen gibt es bei der Gewichtsregulation wenige. Wie ich schon oft erwähnt habe, ist dieses System einfach zu komplex und der Mensch zu individuell.

Diejenigen Erkenntnisse, auf die ich mich im Wesentlichen bei meinem Selbstversuch gestützt habe, stammen aus dem National Weight Control Registry, das ich schon erwähnt habe. Die Bedingung, in dieses Register aufgenommen zu werden, ist, dass man mindestens 30 Pfund (13,6 Kilogramm) abgenommen hat und dieses Gewicht seit einem Jahr hält. Die Daten, die erhoben werden, sind äusserst detailliert. Das Beantworten von Fragen zu Verhalten, Bewegen und Essen beansprucht 2 bis 3 Stunden. Inzwischen sind über 10 000 Mitglieder aufgenommen. Die Datenmasse ist also sehr gross. Auf der anderen Seite sind die Mitglieder nicht zufällig ausgewählt worden, sondern haben sich selbst gemeldet. Dies ist also eine Selektion, und man darf infrage stellen, ob diese „Weight Maintainers" repräsentativ sind für alle „Weight Maintainers". Ausserdem sind die meisten Analysen, die mit diesen Daten gemacht wurden, rein beschreibend, und auch wenn Erkenntnisse mit Tests erhärtet wurden, bleibt unsicher, wie gross die Evidenzen sind. Beispielsweise wägen sich die Erfolgreichen regelmässig. Wir tendieren dazu, Häufigkeiten miteinander ursächlich zu verbinden. Welchen genauen Einfluss das „Selbstmonitoring" auf die Gewichtsregulation hat, bleibt unklar. Selbst die Frage, ob es nicht nur ein unabhängiges Begleitphänomen von Loser und erfolgreichem Maintainer ist, bleibt offen. Denn auch wenn die Storchpopulation in einem Landstrich parallel zu der Geburtenrate zunimmt, heisst das ja nicht, dass Kinder vom Storch gebracht werden.

Mit anderen Worten, wir befinden uns bei den nachfolgenden Aussagen auf wissenschaftlich nicht sehr dickem Eis. Andererseits haben diese Erkenntnisse mich persönlich und viele andere weitergebracht, und so entsteht durchaus auch Evidenz, quasi eine normierende Kraft. Denn Wissenschaft bleibt, ob hart verteidigt oder nicht, ob aus jenem oder aus diesem Blickwinkel betrachtet, immer (nur) der jetzige Stand des Irrtums.

Was also haben nun diese erfolgreichen Maintainer gemein? Lassen Sie mich die Erkenntnisse wieder nach Denken, Bewegen und Essen ordnen:

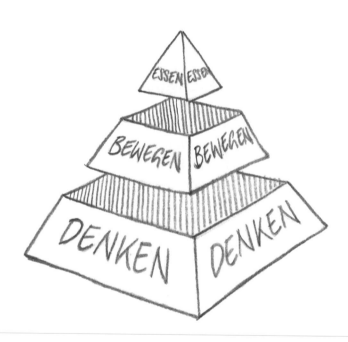

Denken / Handeln

77 Prozent haben einen **auslösenden Trigger** für den Abnahmestart gehabt.[3,4]

Vor allem ein medizinischer Grund (Trigger) hilft, abzunehmen und das Gewicht zu halten.[5]

42 Prozent finden, dass das **Halten des Gewichts** einfacher ist als das Abnehmen.[3,6]

> *Nach 2 bis 5 Jahren Gewichthalten nimmt das Risiko eines Gewichtswiederanstiegs ab.*[4] <

Konsistenz in den Ernährungsbemühungen, das heisst, über die Zeit seinen neuen Essgewohnheiten treu zu bleiben, hilft beim Halten des Gewichts.[7]

Maintainer erleben durch das Halten des Gewichts nicht vermehrt Stress.[8]

> *Das Risiko, wieder zuzunehmen, verläuft parallel zur Reduktion der körperlichen Aktivität und dem Fettgehalt der Ernährung.*[9] <

Gewichtsobergrenzen mit konsequenter Gegenreaktion (v.a. Steigerung der Bewegung) scheinen sinnvoll. Denn es zeigt sich, dass es schwierig ist, bereits 5 Prozent der Körpergewichtszunahme wieder zu korrigieren.[10]

Fernsehen macht dick. Maintainer schauen deutlich weniger TV als die Durchschnittsbevölkerung (in den USA 28 Stunden pro Woche, in der Schweiz 16 Stunden pro Woche).[11]

62 Prozent weniger als 10 Stunden, 36 Prozent unter 5 Stunden. Nur 12 Prozent über 21 Stunden pro Woche.

Dieser Faktor ist unabhängig vom Bewegungsmass oder der Ernährung. Die Mechanismen sind unklar.[11]

Offenbar sind „**externe**" **Gefühle**, wie z.B. „Ich esse mehr in Gesellschaft", **nicht relevant** für die Gefahr, wieder zuzunehmen.

„**Interne" Gefühle** wie „Ich esse mehr, wenn ich alleine bin" haben dagegen diesbezüglich eine Bedeutung.[12]

> *Regelmässiges Wägen (Selbstkontrolle) ist wichtig. Menschen, die sich weniger oft wägen, scheinen eher wieder zuzunehmen.[13]* <

Soll die Waage die Religion des heutigen Menschen sein?

Erfolgreiche Maintainer nehmen in kalorienreichen Zeiten (Ferien) zwar auch zu, sie verstärken in dieser Phase allerdings Gegenmassnahmen.[14]

Kinder übergewichtiger Maintainer brauchen die stärksten Bemühungen, um schlank zu bleiben, am leichtesten fällt es denjenigen, die **zum ersten Mal einen Abnahmeversuch** starten.

Bewegen

> *Über 90 Prozent treiben mehr Sport als vor der Gewichtsabnahme, die meisten 1 Stunde pro Tag.[15-17]* <

Im Gegensatz zu Männern halten Frauen **den Bewegungsumfang über die Zeit hoch**, weil sie offenbar mehr inneren emotionalen Gewinn aus dieser Aktivität ziehen.[18]

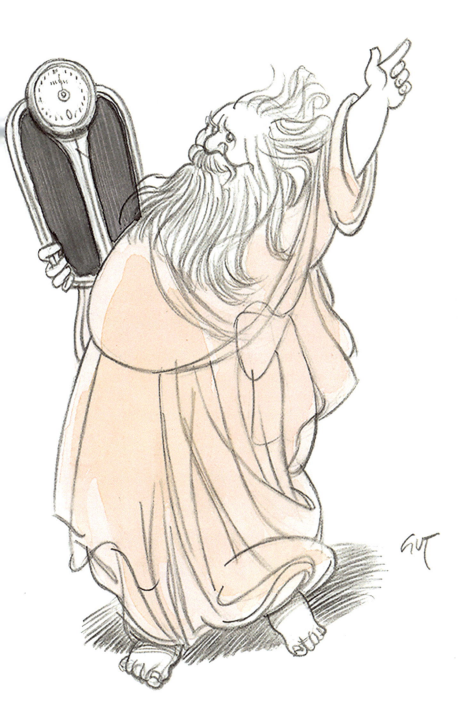

Abnahme des Bewegungsumfangs ist ein wichtiger Grund, wieder an Gewicht zuzunehmen.[19]

Essen

Alle erfolgreichen Abnehmer haben ihre **Essgewohnheiten geändert**. Im Vordergrund steht eine **niedrigere Energiedichte** der Nahrung und damit auch ein **geringer Fettanteil**.[20]

Der Maintainer-Erfolg hängt nicht entscheidend davon ab, ob in der Gruppe oder alleine abgenommen wurde. **Mühe im Halten des Gewichts** zeigen Benutzer sogenannter „Formula-Pulver-Getränke"-Diäten.[21]

Menschen, die durch eine **chirurgische Massnahme** abgenommen haben, zeigen eine **fettreichere Ernährung und deutlich weniger körperliche Aktivität** als die Maintainer.[22]

› *78 Prozent essen täglich Frühstück. Nur 4 Prozent essen nie Frühstück.*[23] ‹

Frühstücksesser zeigen auch mehr körperliche Aktivität **(Sportler frühstücken!)**.[15,23]

› *Maintainer essen mehr Früchte.*[24] ‹

BEWEGEN

Mein Freudehund ist meinem (inneren) Schweinehund noch nie begegnet – Freude an Bewegung

Führen wir die Gedanken vom vorhergehenden Kapitel gleich weiter und kommen zur körperlichen Aktivität. Viele Menschen müssen sich zu körperlicher Aktivität sehr überwinden, vor allem wenn sie unmittelbar sinnlos ist, wie z.B. Joggen. Erstens haben die meisten keine Grundkondition, um freudvoll zu joggen, und zweitens hat das Joggen keinen unmittelbaren Sinn. Wir tun es nicht, um zum Nachbarn zu laufen und ihm etwas mitzuteilen oder zu bringen. Wir gehen einfach 20 Minuten irgendwo joggen.

Können wir nicht Freude und Sinnhaftigkeit darin einbinden, versiegen die Motivationskräfte bald. Die Disziplin reicht nicht aus. Und Sie können es mir glauben, ich bin noch keinem Sportprofi begegnet, der nur, weil es sinnvoll und gesund ist, sein Trainingspensum absolviert. Und klar ist auch: Aus der Inaktivität in die Aktivität braucht es nicht selten einen kleinen Anstoss, einen inneren „Schubs". Aber dann muss etwas anderes dazukommen: Freude, Erleben, ja Genuss und Erkenntnis.

Der Übergang in ein bewegtes Leben ist für viele nicht ganz einfach. Es gilt, Regeln zu kennen und anzuwenden.

Ganz wichtig dabei ist, dass nicht Gedanken im Vordergrund sind, sondern Gefühle.

> *Bewegung sollte immer emotional positiv, eben freudvoll, erlebnisreich und bereichernd sein.* ‹

Machen Sie die Bewegungseinheit zu einer kleinen Geschichte.

Als ich für meinen ersten Ironman trainiert habe, musste

ich mich für die langen Läufe motivieren (ich bin ein unbegabter Läufer). Eine lange Laufeinheit stand auf dem Programm. Hätte ich auf einer Rundlaufbahn trainieren müssen, so hätte mir die Disziplin gefehlt. Also habe ich die Laufeinheit in eine Geschichte verpackt. Im Burgunderkrieg schickte der Schlossherr von Dorneck in Dornach einen Meldeläufer nach Liestal, um bei den befreundeten Luzerner Truppen Hilfe zu holen, und liess ihn des Nachts an den Burgmauern an einem Seil hinunter. Wo der Läufer durchlief, ist nicht überliefert. Also habe ich eine Karte genommen und mir einen Weg ausgedacht und bin dann von der Ruine Dorneck losgerannt, um auf dem kürzesten Weg nach Liestal zu gelangen. Unterwegs habe ich mich etwas verlaufen, aber der lange Lauf ist mir ganz kurzweilig vorgekommen. Ich konnte mich für eine Geschichte begeistern und habe mich in der Rolle des Meldeläufers wohlgefühlt. Ich hatte der Bewegung quasi einen inneren Sinn gegeben und hatte ein Ziel.

Die Möglichkeiten, Ihre Bewegung sinnhaft aufzuladen, sind unbegrenzt.

> *Die Lieblingsnahrung Ihres guten Freundes, des Freudehundes, sind Freude, Neugierde, Fantasie, Entdecken, Abenteuer, Spiel, Sammeln.* <

Sie müssen nur Neugier und Fantasie aktivieren, und schon bekommt die Bewegung einen anderen Boden. Freude und Neugier sind stärker als jede Disziplin, und das Bewegungserlebnis bleibt positiv und wirkt nach. Sie sind schon neugierig auf Ihre nächste Geschichte. Wo blüht die schönste Blume am Wegesrand? Welches Tier sehe ich als Erstes? Gelingt es mir, zehn Menschen anzulachen, die zurücklachen? Wie sieht mein Dorf vom nächsten Hügel aus? Wie lange geht es, bis meine Stimmung besser ist? Sehe ich ein bestimmtes Problem (besser: Fragestellung) anders vor und nach dem Jogging? Fällt mir eine Lösung für ein Problem ein? Vorgestern hielt ich einen Vortrag in Oerlikon. Mit dem Zug von Basel, von Tür zu Tür: 2¼ Stunden. Meine Bewegungsvariante: Mit dem Velo 4 Stunden, aber: schöne zügige Velofahrt bei schönstem Herbstwetter, am Rhein entlang über den Bözberg mit Klarsicht auf den Alpenkranz bei stahlblauem Himmel nach Linn zur jahrhundertealten Linde von Linn, Samen dieser mächtigen Prachtlinde zum Keimen gesammelt, weiter über Brugg zur wundervollen Kafferösterei Caffè Ferrari in Dietikon, geröstete Erdnüsse („Spanischi Nüssli") gekauft.

Bilanz: Wunderbare Fahrt, viel schöne Natur gesehen, wunderbare Bilder, tolle Schussfahrt nach Brugg, viel entdeckt und tolle Geschenke für die Zuhörer mitgebracht und erst noch Geld und Energieressourcen geschont.

> *Aktivieren Sie Ihren Freudehund, und Sie werden sehen: Der Schweinehund lässt sich nicht blicken!* <

Wie starten? Suchen und finden Sie eine freudvolle Bewegung

Es gibt eine unglaubliche Vielfalt an Bewegungsformen. Für uns als „Dicke" empfehlen sich allerdings Bewegungen, die eine gewisse Konstanz der Pulserhöhung bewirken. Aber auch diese als Ausdauersportarten bezeichneten Bewegungsformen sind sehr vielfältig. Von flottem Wandern, Walking über Joggen und Langlauf über Schwimmen, Rudern hin zu Radfahren gibt es unzählige Varianten.

Geradezu ideal für den Beginn ist Schwimmen und Radfahren im Flachen. Bei diesen beiden Bewegungsformen spielt das Übergewicht eine untergeordnete Rolle. Beim Rudern auf dem Ergometer ist das hohe Gewicht sogar ein Leistungsvorteil.

Letztlich führt nur Ausprobieren zum Ziel. Sie sollten verschiedene Sportarten testen. Wenn Ihnen Schwitzen im Sporttenü zuwider ist, dann bietet sich flottes Wandern an. Gute Schuhe und lockere Kleidung, und schon kann's losgehen.

Wir wollen ja das Bewegungsglücksgefühl finden, und da kann ich Ihnen nur sehr ans Herz legen, Ihre Aktivität nach draussen zu verlegen. Flott wandern kann man bei absolut jedem Wetter, und auch Schwimmen und Radfahren ist mit der geeigneten Ausrüstung fast immer möglich.

Was macht das Glücksgefühl bei der Bewegung aus? Aus meiner Erfahrung sind es zwei Komponenten: das Glücksgefühl von innen und das von aussen. Ersteres kommt immer, wenn Sie richtig dosieren mit der Leistung. Nach den mystischen drei Monaten, die es braucht, um den Körper für Dauerleistung zu trainieren, läuft ein konstantes Programm ab:

> *Das Bewegung-Glücksgefühl-Programm:* *Zuerst braucht es die kleine innere Überwindung, den „Ich-geh-jetzt"-Katalysator. Die ersten fünf Minuten sind immer ein bisschen zäh, dann wird der Körper ganz langsam wohlig warm, der Kopf wird freier, die Sinne schärfer, nach ziemlich genau einer Viertelstunde hebt sich die Stimmung, man fühlt sich besser, leichter, entspannter, glücklicher, dann beginnt die Fantasie zu sprudeln, es kommen gute Gedanken, Probleme stellen sich optimistischer, lösbarer und weniger bedeutungsvoll dar, originelle Ideen und Problemlösungsvarianten tauchen auf, und parallel dazu kommt das Glücksgefühl von aussen. Ich erlebe meine Umgebung, verbinde mich innerlich mit der Natur: das satte Grün der Wiese, der blaue, weite Himmel über dem Tal, das Plätschern des Baches, der Ruf des Bussards, der Duft des Waldes. Und als abschliessendes Sahnehäubchen: das befriedigende Gefühl unter der Dusche danach.* <

All diese Erlebnisse sind drinnen, in einem Fitnessstudio, eingeschränkt, alles ist monotoner, und es braucht mehr Disziplin, sich dort zu bewegen. Die Austrittsquoten sind entsprechend hoch.

Bewegung in der Gruppe kann bereichernd sein, aber ich empfehle Ihnen als Übergewichtige, allein zu beginnen. Bei Ihnen steht das Pflegen des beglückenden Bewegungserlebnisses im Vordergrund, und es ist einfacher, dieses Erlebnis allein zu erforschen. Ausserdem – und das ist ebenfalls ein kritischer Punkt – ist die Dosierung der Bewegung wichtig, und in der Gruppe kann das schwierig sein.

Das Fahrrad – das ideale Bewegungsgerät für alle

Reisen hat eine ganz besondere Anziehungskraft auf uns Menschen. Verbunden mit körperlicher Bewegung macht es uns glücklicher. Nach meiner Erfahrung ist dabei die Reisegeschwindigkeit mit dem Fahrrad ideal. Mit dem Auto fährt man an den Dingen vorbei, ohne sie zu erleben, und zu Fuss kommt man nur in Zeitlupe vorwärts. Mit dem Fahrrad kommt man weit. Zum Beispiel in genau 36 Stunden die 505 Kilometer von Basel nach Paris. Am 14. Oktober 2006, noch mit etwas über 90 Kilogramm, habe ich dieses einmalige Fahrerlebnis gemacht, unvergesslich!

Das Fahrrad ist aus sehr vielen Gründen ein ideales Sportgerät, vor allem auch für Übergewichtige. Erstens ist das Gewicht, vor allem im flachen Gelände, kaum ein Leistungshindernis, aber vor allem ist die Bewegung beim Radfahren äusserst physiologisch. Es ist eine regelmässige, flüssige, sogenannt konzentrische Bewegung. Gehen und Laufen im Gegensatz hierzu haben exzentrische Bewegungskomponenten, und die Bewegungsapparat-Beanspruchung ist viel höher. Schauen Sie sich einmal im Zielgelände von 24-Stunden-Lauf- und 24-Stunden-Fahrrad-Veranstaltungen um. Die Läufer können kaum mehr auf ihren Beinen stehen, und jeder Schritt ist schmerzhaft und „krüppelig". Die Radfahrer sind zwar auch erschöpft und müde, aber es tut ihnen nichts weh, kein Muskelkater und keine Bewegungsapparat-Schäden.

Sicher ist Schwimmen die schonendste aller Bewegungen, aber die Monotonie macht sie für uns als erste Sportart etwas ungeeigneter.

So habe ich in den 10 Jahren meiner Abnehmgeschichte die ganze Schweiz ziemlich ausgedehnt „erfahren". Auf einer grossen Wandkarte zeichne ich alle gefahrenen Strecken wie Trophäen ein, und ich kann nur begeistert ausrufen: „Die Schweiz ist ein Fahrrad-Paradies!"

Vom Hightech-Carbon-Rennrad mit 6 Kilogramm Gewicht über ein gemütliches Tourenfahrrad zum unzerstörbaren Militärfahrrad, vom vollgefederten Mountainbike-Flitzer über ein praktisches Faltrad, das überallhin mitkommt, zum schnellen Liegefahrrad oder Handbike. Oder fahren Sie mit einem Partner Tandem. Der Fantasie und der Individualität sind keine Grenzen gesetzt. Jeder findet ein für seinen Zweck und seine Ansprüche geeignetes Zweirad, und sei es mit elektrischer Unterstützung zum Einstieg.

Der einzige Rat von mir: Immer mit Helm, und sparen Sie nicht beim Sportgerät. Kaufen Sie beim Fahrradhändler. Dort bekommen Sie Qualität und Service, und seien Sie sich bewusst, dass dieses Sportgerät mechanisch beansprucht wird und gewartet werden sollte. Dann sind alle Bedingungen gegeben, dass Sie vom Fahrradvirus angesteckt werden. Aber lassen Sie sich gesagt sein: Einmal infiziert, werden Sie den Fahrradvirus nicht mehr los.

Die mystischen drei Monate

Der menschliche Körper hat eine faszinierende Anpassungspotenz.

> *Auch wenn Sie jetzt mit einem beklemmenden Gefühl und kurzatmig vor dem Entschluss stehen, sich mehr*

bewegen zu wollen, kann ich Sie beruhigen. Nach drei Monaten sind Sie wie neugeboren. ❮

Als ich noch 133 Kilogramm auf die Waage brachte, war eine meiner grössten Sorgen, dass meine Freunde nach dem Fussballspiel zu Fuss anstatt mit der Strassenbahn nach Hause gehen wollten. Das sind 2,5 Kilometer. Ich hatte Angst, mit meinen Freunden nicht mithalten zu können, weil ich Mühe hatte, in normalem Schritttempo diese Gehstrecke hinter mich zu bringen.

Drei Monate nach meinem Entschluss, mich mehr zu bewegen, konnte ich locker mithalten. Die Anpassungsvorgänge des Herzkreislaufsystems und des Bewegungsapparates sind sehr effizient, aber es braucht etwas Geduld. Wenn Sie alles richtig machen, dann haben Sie Ihre Ausdauerleistungsfähigkeit nach drei Monaten auf etwa 90 Prozent Ihres genetischen Potenzials gehievt. Drei weitere Jahre braucht es für die nächsten 9 Prozent. Und für das letzte Prozent dann 30 Jahre.

❯ *Ihre Ausdauerleistungsfähigkeit ist nach drei Monaten auf 90 Prozent, nach weiteren 3 Jahren auf 99 Prozent und nach 30 Jahren gegen 100 Prozent gestiegen.* ❮

Mit anderen Worten: In den ersten drei Monaten machen Sie die grössten Fortschritte. Schauen Sie sich im Internet um. Es ist voll von sogenannten 90-Days-Transformations. Meistens Kerle, die leicht speckig sind, den Bauch aufblähen und uns nach 90 Tagen mit gestählten Muskeln entgegenlachen. Natürlich werden da meistens unzählige Tricks aus dem Bodybuilding angewendet, aber die Werber wissen: Das Rendement in 90 Tagen ist maximal.

Und ein anderer Aspekt ist auch wichtig. Die Kunden für irgendwelche Bodybuilding-Produkte bleiben meist treu, wenn sie das Programm 90 Tage durchgezogen haben.

Nach drei Monaten ist man irgendwie drin im neuen Rhythmus.

Damit das aber alles klappt und Sie die Flinte nicht vor Ablauf der drei Monate frustriert ins Korn werfen, müssen Sie einige wichtige Regeln beherzigen, und davon sprechen wir im nächsten Kapitel. Da verrate ich Ihnen den häufigsten Fehler, den praktisch alle machen und welcher der häufigste Grund ist, wieder ins alte Couchpotatoe-Leben zurückzukehren.

Wenn Sie nach drei Monaten Blut geleckt haben am Sport, kommen automatisch neue Komponenten dazu. Sie fangen an, Wettbewerbe mitzufahren, bauen qualitatives Training ein, Krafttraining und Beweglichkeitsübungen. Das alles kommt dann aber von alleine und hängt ganz von Ihrer individuellen Vorliebe ab. Das Wichtigste dabei wird sein: Bleiben Sie freudvoll und polysportiv.

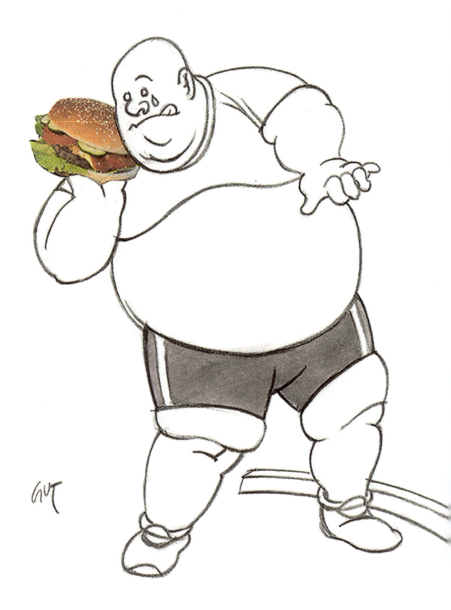

Mit Freude singend und ohne Pulsuhr

> *Nicht alles, was zählt, kann gezählt werden, und nicht alles, was gezählt werden kann, zählt.* ‹

Dies ist vielleicht das wichtigste Kapitel, weil Bewegung so zentral ist und weil immer die gleichen Fehler gemacht werden beim Entschluss, sich mehr zu bewegen.

Wir sehen sie vor uns, die armen Zeitgenossen: Anfang Jahr, überessen von den Festtagen, keuchen sie mit hochrotem Kopf in neuem Trainingsanzug und neuen Turnschuhen im Schneematsch, und schon ein, zwei Wochen später sehen wir sie nicht mehr. Der Trainingsanzug und die Turnschuhe sind verstaut, und die Frustration ist das Einzige, was bleibt. Was lief da falsch?

Das Erste, was falsch lief, ist, dass der Kopf das Kommando hatte und nicht das Herz. Frustriert, aber wild entschlossen hat man sich forciert und ist losgerannt, die ersten Signale des geplagten Körpers wurden ignoriert. Wäre ja gelacht, wenn ich diese 4 Kilometer nicht schaffe. Zwei Tage später meldet sich dann der Körper mit verstärkten Signalen zurück.

Wie wäre es richtig? Wie klappt es? Das Erste und Wichtigste ist: die freudig-neugierig-wachsame Haltung. Also: Ich will mich mehr bewegen und Freude haben daran. Ich will meinen Körper spüren und erleben und geniessen. Mit dieser inneren Aufmerksamkeit muss ich starten. Und nun der wichtigste Tipp: Sie dürfen die ersten drei Monate nie, ich betone: nie aus dem Singen-Tempo rauskommen. Und machen Sie Babysteps, fangen Sie ganz dosiert und sachte an und steigern Sie ganz langsam. „Easy does it", wie die Amerikaner sagen.

> *In den ersten Monaten muss Bewegung immer im Singen-Tempo erfolgen. Nach der Aktivität sollten Sie angeregt und nicht erschöpft sein. Das zu schnelle Forcieren ist der Hauptgrund fürs Scheitern im bewegtsportlichen Leben. Babysteps heisst das Zauberwort!* <

Viele Bewegungsanfänger lassen sich von der Werbung verführen. Die Industrie will uns Pulsuhren verkaufen mit einem ganzen Wust von komplexen und wissenschaftlich höchst wackeligen Argumenten von Fettverbrennungspuls und ähnlichem Unsinn.

Sie können es mir glauben, ich habe mich intensiv mit Leistungsphysiologie beschäftigt, seit ich Student war, und um es kurz zu machen: Können Sie mir erklären, weshalb es unzählige Weltklasse-Ausdauerathleten gibt, die noch nie eine Pulsuhr getragen haben? Wieso konnte die Schweizerin Natascha Badmann sechsmal die Krönung des Ausdauerevents, den Ironman in Hawaii, gewinnen, wenn sie noch nie eine Pulsuhr anhatte? Ich verrate es Ihnen: Sie hat gelernt, in ihren Körper hineinzuhören. Sie hat gelernt, sich am Gefühl zu orientieren, und sie hat damit ein viel feineres Sensorium für die Trainingssteuerung entwickelt.

Von Thomas Hellriegel, dem ersten deutschen Ironman-Weltmeister, ist bekannt, dass er jederzeit seinen Pulsschlag auf 5 Schläge und sein Laktat auf 0,1 Milliliter genau schätzen konnte, derart gut war sein Körpergefühl entwickelt.

Unten sehen Sie meine persönliche Trainingshärte-Skala.

Training-Zonen

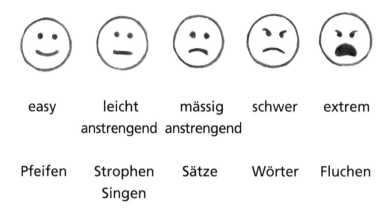

easy	leicht	mässig anstrengend	schwer anstrengend	extrem
Pfeifen	Strophen Singen	Sätze	Wörter	Fluchen

Die Bilder mit den Gesichtern verwendet man auch zur Graduierung der Schmerzempfindung bei Kindern, die damit sehr genau angeben können, wie stark ihr empfundenes Schmerzgefühl ist.

Sie sehen, dass das zweite Gesichtsbild mit „Strophen Singen" untertitelt ist. Oder anders gesagt: Sie sollten die Anstrengung als leicht empfinden, nicht als sehr leicht. Sie sollten eine Liedstrophe singen können und dann etwas Luft holen für die nächste Strophe.

Genau so machen es die amerikanischen Soldaten. Sie laufen in Formation zusammen, und der Sergeant singt eine Strophe, dann singt die Mannschaft die gleiche Strophe und so weiter. Ohne Pulsuhr sind diese „Running cadances" ein perfektes Trainingssteuerungsinstrument. Und so heisst es auch in einer solchen Strophe: „It's a PT (Physical Training) day, it's an easy day."

Das Problem von uns Leistungsmenschen ist, dass wir mit dem Kopf mehr wollen, als unser Körpergefühl uns empfehlen würde, wenn wir wachsam wären. Hier müssen wir geduldig lernen, weil der Körper in seiner Anpassungsarbeit Geduld und Dosierung braucht.

Der Lohn für das Bemühen, achtsam zu dosieren und Geduld zu haben, ist ein Körper, der mitmacht und ein ungeahntes Leistungspotenzial zutage bringt.

Essen, um sich zu bewegen – die totale Verwirrung

Fettgewebe hat verschiedene Aufgaben. Eine davon ist, Energie zu speichern.

Ein normalgewichtiger erwachsener Mensch besitzt rund 15 Kilogramm Fettgewebe. Dieses enthält rund 100 000 Kilokalorien. Theoretisch wäre es also möglich, etwa 50 Tage von dieser Energie zu leben. Wenn man sich ernährt wie im Alltag, könnte man sich 15 000 Minuten (Sie erinnern sich: Pro Minute Ausdauersport wird circa 1 Gramm Körperfett verbrannt) oder 250 Stunden sportlich bewegen. Das heisst, dieser persönliche Energietank würde für eine Fahrradfahrt von 5000 Kilometern reichen, eine Deutschlandumrundung zum Beispiel.

Mit 133 Kilogramm Gewicht hatte ich etwa 30 Prozent Körperfett (40 Kilogramm). Mit aktuell 83 Kilogramm 10 Prozent (8 Kilogramm). Das heisst, ich habe circa 32 Kilogramm Körperfett verbrannt, entsprechend einer Fahrradfahrt von 553 Stunden oder 11 000 Kilometern. Tatsächlich fahre ich jährlich ungefähr diese Strecke mit dem Rad, und das seit 10 Jahren.

Was soll diese Zahlenspielerei?

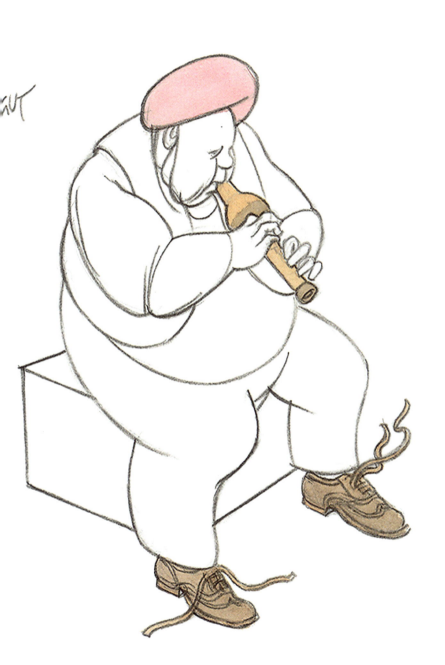

> *Ein Mensch hat genügend Fettreserven, um sich über lange Zeit ohne Nahrungszufuhr körperlich zu bewegen. Übergewichtige tragen oft einen Energietank mit sich, um Tausende von Kilometern ohne Energiezufuhr Rad fahren zu können.* <

Wieso insistiere ich hier? Ein Ziel – nicht das wichtigste – des Ausdauersports für Übergewichtige ist das Verbrennen von Fett aus dem Fettgewebedepot. Wird wie empfohlen täglich eine 60- bis 90-minütige Aktivität durchgeführt, so benötigt man keine Energiezufuhr, höchstens je nach Schweissverlust eine moderate Wasserzufuhr. Der Körper verbrennt dabei überwiegend Körperfett.

Dies geschieht unter der Bedingung, dass man sich „singend und pfeifend" bewegt. Beim Aufbau der Ausdauerleistungsfähigkeit darf man diese Intensität nicht verlassen und sollte langsam die Dauer der Betätigung steigern (Babysteps).

Nach drei Monaten 5-mal wöchentlicher umfangsteigernder Betätigung kann man ohne Mühe 60 bis 90 Minuten durchhalten.

Will man längere Einheiten als 5 Stunden machen, ist es vernünftig, etwa 50 Gramm Kohlenhydrate in flüssiger oder abwechselnd flüssiger und fester Form zu sich zu nehmen. Es sollten rasch oder mittelrasch resorptive Kohlenhydrate sein. (Bananen und ein verdünnter Apfelsaft wären ideal.) Man unterscheidet bei den Kohlenhydraten solche, die ins Blut hineinschiessen, schnell (5 bis 15 Minuten) resorptive, wie der Traubenzucker im Apfelsaft, und langsam resorptive (über 1 bis 2 Stunden) wie Stärke in einem Pumpernickelbrot.

Eine ganze Industrie will uns weismachen, dass es ihre spezifischen Produkte braucht, und das schon vor und während dem Training. Das ist falsch, für die Leistungsfähigkeit sogar kontraproduktiv. Anders ist das im Wettkampf, wo hoch intensive Leistung erbracht wird.

Also sparen Sie Ihr Geld. Es gibt unzählige billige und ideale Kohlenhydratquellen für Ihre Langzeitaktivität: Wasser und mit Rosinen und Zimtzucker gesüsste Reisbällchen, etwas altmodisch, schmecken aber wunderbar und sind spottbillig.

Zeitmangel für Bewegung – meist nur Organisationsmangel

„Ein Kranker hat nur einen Wunsch."

Es gibt Zeitgenossen, die von morgens bis abends getrieben sind von ihren Aufgaben und Alltagssorgen und abends müde ins Bett fallen. Für Menschen in diesen Situationen stehen andere Prioritäten im Vordergrund als Verhaltensänderungen. Oft sind es junge Mütter mit viel Alltagsverantwortung.

Mein maximales Gewicht von 133 Kilogramm hatte ich, als ich im Begriff war, mein Labor aufzubauen. Oft bin ich spät nach Mitternacht (nach einem zweiten Nachtessen) ins Bett gestiegen, um einige Stunden Schlaf zu bekommen.

Generell leben wir ja in einer Freizeitgesellschaft, und ich möchte Sie fragen, wie oft Sie täglich aus Zeitvertreib vor einem Monitor (PC oder TV) sitzen und ob Sie sich dabei wirklich gut entspannen.

Ich bewundere Menschen, die auf einen Fernseher verzichten – ich gehöre nicht dazu. Oft sind Radikallösungen auch kein Erfolg versprechender Weg, aber bereits eine gewisse Einschränkung des TV-Konsums und ein gezielteres Fernsehen schaffen ungeahnte zeitliche Freiräume! Ich bin erschrocken, als ich die exakten Zahlen für die Schweiz sah. Erwachsene Schweizer schauen im Durchschnitt 2 Stunden täglich TV, über 60-Jährige sogar 3 Stunden. Die Kids sind nach neusten Zahlen 3½ Stunden online oder am TV.

> *Reduziert der Schweizer „Durchschnittsbürger" seinen täglichen Fernsehkonsum auf 30 Minuten, so stehen ihm 90 Minuten Zeit zur Verfügung, um sich zu bewegen.* <

Ein zweiter sehr wichtiger Punkt ist, dass wir versuchen sollten, Bewegung in unseren Alltag einzubauen. Dazu gibt es unzählige Gelegenheiten.

> *Treppe statt Lift, ÖV statt Auto, Fahrrad statt Auto, eine Station früher aussteigen, die Freundin zu einem Spaziergang statt zu Kaffee und Kuchen einladen.* <

Wir sprechen oft von Zwängen, die uns unser Alltag auferlegt. Wir fühlen uns unfrei und „fremdbestimmt". Aber Hand aufs Herz, haben Sie schon einmal erlebt, dass jemand gezwungen wurde, Fernsehen zu schauen oder den Lift anstatt die Treppe zu nehmen? Die Lösung heisst also auch hier: in Ruhe analysieren und Abläufe im Alltag bewusst und frei entschieden verändern.

Unser Handeln ist von Gewohnheit bestimmt. Diese Gewohnheiten haben wir uns angewöhnt, wir können sie uns auch wieder abgewöhnen. Allerdings ist dies ein Prozess, der Energie und Aufmerksamkeit verlangt. Nicht umsonst spricht man ja von der Macht der Gewohnheit.

Alle diese Entscheidungen befreien Sie. Beobachten Sie und analysieren Sie. Ich verspreche Ihnen: Jede Stadtrundfahrt ist mit dem Fahrrad erlebnisreicher und befriedigender als mit dem Auto. (Selbst in New York haben meine Frau und ich jede Ecke erforscht und hatten immer freie Fahrt.) Oder beobachten Sie einmal, wie viel produktiver und befriedigender ein Gespräch verläuft, wenn es bei einem Spaziergang geschieht statt sitzend am Tisch. Wir können nicht so schnell aus unserer evolutiven Haut, wir sind auf Bewegung ausgerichtet.

Varietas delectat – Abwechslung macht Spass

Monotonie ist „tödlich". Auch bei den Bewegungsbemühungen. Wahrscheinlich empfinden wir das so, weil unsere evolutionsbiologische Bestimmung das Nomadentum ist.

Variieren Sie so viel wie möglich. Die Länge, die Strecke, die Sportart, die Partner.

Ich fahre gerne allein Rad, aber oft macht es noch mehr Spass zu zweit oder in einer Gruppe. Manchmal nehme ich mein Mountainbike, oft das Rennrad und gelegentlich das Tourenrad. Manchmal geht's flach, manchmal in die Berge. Manchmal für 40 Minuten, manchmal für 10 Stunden.

Heute Abend möchte ich mit einem Freund ein Fussballspiel am Fernsehen anschauen. Er wohnt 40 Kilometer weit weg. Nun, 40 Kilometer mit dem Auto: 1 Stunde Langeweile und Ärger wegen des Verkehrs. Deshalb nehme ich das Fahrrad: 1¾ Stunden voller Abwechslung auf Landstrassen über Hügel, vorbei an Bächen, Kuhweiden mit

Glockengebimmel, schönen Bauerngärten, begleitet von zirpenden Grillen.

Und wie oben erwähnt: Bleiben Sie polysportiv. Schnuppern Sie in andere Bewegungsformen hinein. Testen Sie! Es gibt ungefähr 400 verschiedene eigenständige Sport- und Bewegungsarten.

ESSEN

Essen sollte immer etwas Genussreiches sein

Freude oder positive emotionale Energie ist für uns Menschen wichtig. Essen ist für uns Menschen wichtig. Essen sollte, wenn möglich, etwas emotional Positives sein.

Gefühle und Gedanken begleiten und bestimmen unser Handeln. Aber oft sind es nicht die Gefühle, die die Verbindung zwischen dem Essen und uns unterbrechen, sondern einfach Unaufmerksamkeit. Wir verlieren den inneren Kontakt zum Essen. Wir essen gedankenlos.

> *„Mindless Eating" von Brian Wansink ist aus meiner Sicht eines der aufschlussreichsten Bücher über gedankenloses Essen.* ‹

Ist Ihnen das noch nie passiert? Sie setzen sich zum Essen hin und beginnen ein Gespräch. Anfangs haben Sie noch Ihren Hunger halbwegs geprüft und eingeschätzt, und nach einer halben Stunde angeregten Gesprächs sitzen Sie vor einem leeren Teller und staunen, welche Menge Essen Sie sich völlig gedankenlos einverleibt haben. Ja, es kommt Ihnen ganz unerklärlich vor, wie das alles in Ihren Mund gelangt ist. Später, wieder alleine, fühlen Sie sich eventuell sogar überessen und realisieren, dass Sie viel mehr gegessen haben, als Sie wollten.

Was ist passiert? Es ist Ihnen ganz einfach die Aufmerksamkeit für Ihr Essen abhandengekommen. Sie haben Ihre Aufmerksamkeit auf etwas ganz anderes fokussiert.

„Mindful Eating" ist quasi das Gegenstück zum Buch von Wansink. Die Ärztin Jan Chozen Bays beschreibt in diesem Büchlein, wie man üben kann, die Achtsamkeit beim Essen wiederzuerlangen. Beides sind extreme Beispiele, aber Essen und Gewichtsregulation haben auch mit diesem Grad der Achtsamkeit zu tun.

Als ich meine sehr lehrreiche und schöne Gastarztzeit in Boston verlebt habe, ist mir aufgefallen, wie viele Menschen in allen Lebenssituationen trinken und essen. In der Strassenbahn, auf dem Weg zur Arbeit, selbst während der Arbeit, und auch während den Vorträgen in der Klinik wurde unentwegt getrunken und gegessen, und selten war die Aufmerksamkeit ungeteilt dem Essen zugewandt. Entsprechend viele trugen Grösse XXL!

Es braucht Geduld und Übung, und auch ich ertappe mich immer wieder dabei, wie ich gedankenlos etwas esse, was eigentlich wert wäre, in Ruhe und Aufmerksamkeit genossen zu werden.

Ich hasse Disziplin und liebe eleganten Charme, oder: Wieso sind viele Französinnen schlank?

Mir wird – wie schon erwähnt – viel Disziplin unterstellt, und ich entgegne regelmässig, ich sei undiszipliniert, aber begeisterungsfähig für Menschen, Aufgaben und Dinge. Nun, wieso sind Französinnen häufig schlank? Wieso sind Französinnen (und unsere welschen Schweizerinnen) oft sehr gut gekleidet und charmant? Wo liegt das Geheimnis?

Für mich ist Disziplin, etwas zu tun, das ich nicht will und nicht einsehe. Zum Beispiel brauchte ich Disziplin für die Exerzierübungen im Militär, weil ich nicht einsah, wie sie mich zu einem besseren Soldaten machen sollten. Nun, sind Französinnen ganz einfach disziplinierter?

Es gibt kaum ein Land auf dieser Welt mit derart vielen Lebensmittelprodukten wie Frankreich. Vom alpinen Klima bis zu den mediterranen Regionen – es werden unzählige Produkte hergestellt, die oft weltweit ohnegleichen sind: Charolais-Rindfleisch, Poulet de Bresse, Käse aus der Auvergne, Weine aus Bordeaux.

Interessant festzustellen, dass das kulinarische Angebot riesig ist und die Französinnen trotzdem schlank sind. Woran liegt es? Meine Antwort darauf ist: Die Französinnen haben eine hohe Gesittung. Ja, ich weiss, ein altmodisches Wort, aber es trifft die Sache gut. Es vereint den Wunsch, sich selbst und den anderen zu gefallen, nett und charmant zu sein, Stil zu entwickeln und zu haben, zu geniessen, wann immer es möglich ist, und das zu zelebrieren, was man den Franzosen so einzigartig gut zu verstehen nachsagt: „l'art de vivre".

Essen bedeutet Kochen für sich und vielleicht für seine Lieben, den Tisch zu decken und in Ruhe, mit Stil und Genuss zu essen. Und ja, dabei muss man nicht viel essen, die Französinnen schaufeln nicht in sich hinein, sie zelebrieren und goutieren.

> *Goutieren: Ein wunderbar doppeldeutiges Wort, das genau das beschreibt, was wir auch tun sollten:*
> *weniger Quantität, mehr Qualität, und das, was wir essen, geniessen.* <

In diesem Sinne: Viel Spass bei Ihrer nächsten Mahlzeit und bon appétit!

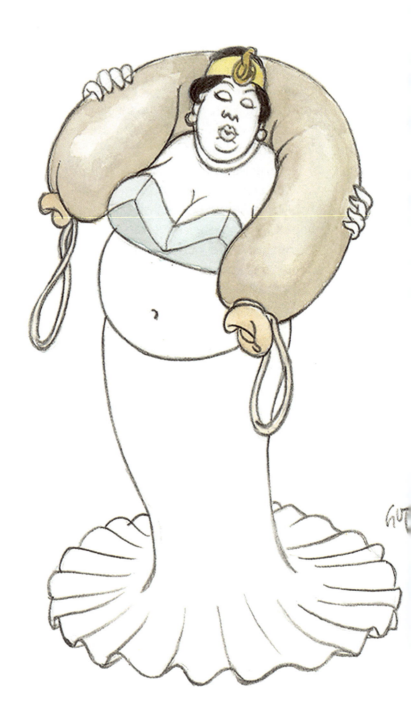

Hunger ist ein seltener Grund fürs Essen

Ich frage meine Studierenden regelmässig, was denn der häufigste Grund fürs Essen sei. Die Antwort lautet meist: Hunger.

Ich muss sie dann immer enttäuschen: Hunger ist in unserer westlichen Welt und in unserer Zeit ein eher seltener Grund fürs Essen. Meine Anschlussfrage ist dann jeweils: Wann hatten wir Schweizer das letzte Mal Hunger? Das wusste noch keiner: 1816.

1815 ist in Indonesien ein Vulkan ausgebrochen. Der Lavastaub in der Atmosphäre hat bewirkt, dass es 1816 in Europa keinen Sommer gab. Die Folge war eine Hungersnot in weiten Teilen Westeuropas. „Sie schnitten den Toten die Mägen auf und fanden nichts als vertrocknetes Heu", schrieb damals ein Solothurner Chronist.

Natürlich sagen wir: „Jetzt hab ich Hunger", ein Teilaspekt spielt da immer mit, aber echten Hunger beschreibt Malcom X in seiner Biografie so unnachahmlich: „Wir hatten solchen Hunger, dass wir das Loch im Doughnut hätten essen können."

> *Ein wichtiger Faktor für Übergewichtige ist, sich klar zu werden über die eigenen Motive zu essen, über die Gedanken und Gefühle vor und dann auch während dem Essen.* <

Esse ich zum Beispiel, weil Essen greifbar vor mir ist (sehr häufig)? Esse ich, weil ich zu dieser Zeit üblicherweise esse? Ist mir langweilig, bin ich einsam, traurig, zornig?

Ich stelle fest, dass hinter meinem Hunger häufig Müdigkeit steht, körperliche oder seelisch-geistige, und dass ich nicht selten vor starken körperlichen oder seelisch-geistigen Anstrengungen aus Angst oder Unsicherheit statt aus Hunger esse. Beobachten Sie sich selbst und schreiben Sie Ihre Gedanken auf. Sie werden erstaunt sein, wie sich Ihr Hunger auflöst.

Haben Dicke einen grösseren Magen?

Ein schlanker Mensch hat ein Magenvolumen von circa 1200 Milliliter. Meine Preisfrage in der Vorlesung – der Preis ist ein gutes Buch: „Wie gross ist der Magen eines Dicken?" Die richtige Antwort ist: 1200 Milliliter. Ganz offensichtlich wächst der Magen nicht mit der Fettmasse mit.

Die Magenfüllung ist aber ein entscheidender Faktor für die Sättigung. Das sieht man plakativ daran, dass Operationen zur Magenverkleinerung ein viel früheres Sättigungsgefühl bewirken. Die Hauptfrage ist nun aber die nach der Konsequenz aus dieser Beobachtung.

Was müssen Dicke in erster Linie ändern in ihrem Essverhalten? Müssen sie mehr Eiweiss zu sich nehmen oder gar mehr Kohlenhydrate oder mehr vitaminhaltige Nahrungsmittel oder ...

Nein!

> *Abnehmwillige müssen ganz einfach energieundichtere (kalorienärmere) Nahrung zuführen.* <

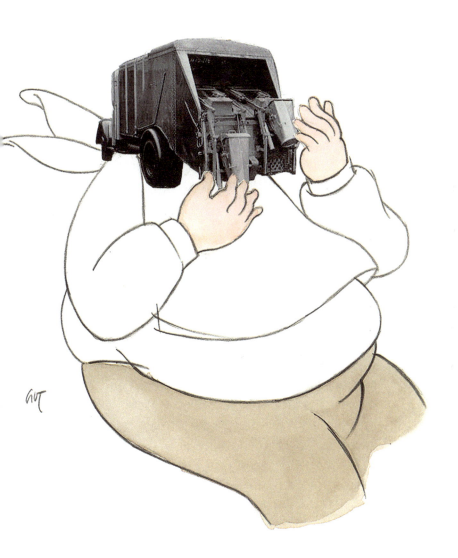

Energiedichte der Nahrung, oder: „If man made it, don't eat it"

Ein Apfel hat eine Energiedichte von circa 50 Kilokalorien/100 Milliliter oder 0,5 Kilokalorien/Milliliter. Macht man daraus eine Apfeltasche, steigt die Energiedichte um das Vierfache auf 200 Kilokalorien/100Milliliter.

Man kann also davon ausgehen, dass die naturbelassene Variante von Nahrungsmitteln immer energieundichter ist als die verarbeitete Variante. Speziell gesteigert wird die Energiedichte, wenn industrielle Prozesse ins Spiel kommen.

Schokolade-Nussriegel oder gewisse Eissorten haben eine 10-mal höhere Energiedichte als eine Frucht.

Das hat zum Ausspruch von Jack Lalanne geführt: „If man made it, dont eat it." Jack Lalanne war ein TV-Moderator, der durch seine vorbildlich gesunde Lebensweise am Morgen mit kurzen Sequenzen (The Jack Lalanne Show) den Amerikanerinnen in den 1960er- und 1970er-Jahren Tipps in die Wohnstuben brachte.

Er ging noch weiter und sagte: „If it smells good, spit it out!"

So weit würde ich nicht gehen. Essen darf und muss schmecken, aber tatsächlich spielt die Energiedichte eine grosse Rolle. Studien zeigen, dass dicke Menschen zu energiedichter Nahrung neigen. Da ihr Magen aber nicht grösser ist, müssen sie sich zwangsläufig hyperkalorisch ernähren, wenn sie das gleiche Sättigungsgefühl über die Magenfüllung erreichen wollen.

Dies führt unweigerlich zur Regel, die viele Gesundheitsbehörden propagieren:

› *Ohne 5-mal am Tag geht nichts! 5-mal am Tag sollte man eine Handvoll Gemüse, Salat oder Früchte essen.* ‹

Ohne 5-mal am Tag geht nichts

Unter den „natürlichen" Lebensmitteln („unprocessed food") spielen Früchte, Gemüse und Salate eine wichtige gesundheitliche Rolle. Neben der Zufuhr von Vitaminen versteht man heute immer besser die Rolle der sogenannten sekundären Pflanzenstoffe. Heute kennt man über 100 000 verschiedene derartige Stoffe, wobei in der menschlichen Nahrung immerhin 5000 bis 10 000 verschiedene Stoffe eine Rolle spielen. Für die Pflanzen haben diese Stoffe vielfältige gesundheitliche Wirkungen, und auch der Mensch profitiert gesundheitlich vom Konsum solcher Stoffe. Dies ist einer der Gründe, weshalb die internationalen und nationalen Gesundheitsbehörden den Konsum von reichlich Früchten und Gemüsen empfehlen. Übrigens auch ein Bestandteil der mediterranen Ernährung, die unbestrittenermassen für Menschen mit Herz-Kreislauf-Risiken die gesündeste Ernährung ist.

> *Für uns „Dicke" haben Früchte und Gemüse allerdings noch eine ganz andere zentrale Bedeutung. Sie haben eine niedrige Energiedichte. Mit anderen Worten, sie füllen den Magen mit einer geringen Kalorienbelastung.* <

Die Energiedichte ist derart gering, dass die Kau- und Verdauungsenergie, die aufgewendet wird, fast grösser ist als die Verbrennungsenergie. Als extremes Beispiel: Pilze. Einige haben weniger als 10 Kilokalorien/100 Gramm, das ist etwa Faktor 1:100 zu den energiedichtesten Lebensmitteln (Butter, Schokolade).

5-mal am Tag eine Handvoll Früchte oder Gemüse ist also eine gute Regel, um die Energiedichte Ihrer Ernährung zu reduzieren.

Nun werden Sie mit einem gewissen Recht einwenden, dass dies graue Theorie ist, denn wer isst schon rohe Pilze und wie leicht ist es dagegen, einen Löffel Nutella ohne Zubereitung in den Mund zu schieben.

Einverstanden, im übernächsten Kapitel wollen wir anschauen, wie Sie etwas ebenso Geschmackvolles, zum Beispiel mit Pilzen, herstellen und damit ohne Weiteres eine Magenfüllung Pilze mit der gleichen Kalorienmenge dieses Nutellalöffels essen können.

Trinken: Nur kalorienfrei

Jeder muss seinen eigenen Weg finden, aber mir hat diese Regel geholfen. Ich kann sehr gut auf alkoholische Getränke verzichten und trinke praktisch nur Null-Kalorien-Getränke.

Natürlich stösst man damit auf gesellschaftliche Widerstände, die ich aber mit meinem Standardspruch kontere:

> *Ich bin auch mit Alkohol nicht lustig.* <

Süssgetränke sind hochenergetische zehnprozentige Zuckerlösungen. Und gerade Eistee, bei dem der Bittergeschmack weggesüsst wurde, aber auch andere Softdrinks und Fruchtsäfte sind insbesondere bei Kindern eine relevante Kalorienquelle ohne nachhaltige Sättigung.

Zurück zum Alkohol. Ein Freund von mir macht gerne Einladungen, bei denen er mehrgängige Menüs mit den entsprechenden Weinen kredenzt. Da er von mir Ratschläge zum Abnehmen haben wollte, habe ich ihm empfohlen, die Weine durch eine abgestimmte Folge von exklusiven Mineralwassern zu ersetzen. Was ist exklusiver und kostbarer: ein alter Burgunder Rotwein oder ein elsässisches Quellwasser, das durch Muschelkalk hindurchfloss und schon für die Römer ein Genuss war, oder ein isländisches Gletscherquellwasser, das durch Vulkangestein gefiltert wurde? Wussten Sie, dass es nicht nur Wein-, sondern auch Wassersommeliers gibt?

Ob es sinnvoll ist, Trinkwasser aus Island in die Schweiz mit eigenen tollen Mineralwasserquellen zu transportieren, sei dahingestellt, das Beispiel soll nur deutlich machen, dass Genuss häufig mit Wahrnehmung zu tun hat und dass wir unsere Wahrnehmung auch bei Trinkwasser und Gemüsen oder Früchten schulen können.

Zum Schluss ist neben der biologisch wichtigen Sättigung beim Essen der Genuss als emotionale Komponente ebenso wichtig, analog zur Bewegung: Welchen Sinn macht es, in einem Fitnessstudio in einem klimatisierten Raum auf einem strombetriebenen Fitnessgerät stupide und freudlos Kalorien zu verbrennen?

> *Ich wünsche Ihnen einen Morgenspaziergang oder Morgenlauf in den Bergen mit dem Geruch von frisch gemähtem Heu, Vogelgezwitscher, Kuhglockengebimmel, dem Rauschen eines Gebirgsbaches, mit wundervollen Aussichten und den anschliessenden Genuss von frisch gepflückten Walderdbeeren. Welch ein Feuerwerk an sinnlichen Erlebnissen, welche Explosion von gustatorischem Geschmack!* <

Essen ist einfach – Kochen nicht

Nehmen wir 400 Gramm Pilze. Diese haben den sehr geringen Brennwert von ungefähr 30 bis 40 Kilokalorien. Dies entspricht ca. 5 Gramm (!) Nutella. (Wer isst schon eine haselnussgrosse Menge Nutella?)

Um nun aus diesen 400 Gramm Pilzen ein befriedigendes, wohlschmeckendes Gericht zu machen, braucht es Kochkunst. Und dies ist eine Arbeit, die Sie leisten müssen. Dazu braucht es, wie eingangs erwähnt, Interesse, Begeisterungsfähigkeit und Geduld. Kochen ist eine Kunst, für die man sich Zeit nehmen muss. Und wenn Sie schon jemals in einem Kochkurs waren, so wissen Sie, dass bei gleichen Zutaten jedes Gericht der Teilnehmer unterschiedlich schmeckt und der Geschmack auch individuell ist.

Energieundicht (kalorienarm) zu kochen braucht Erfahrung und Geduld, aber der Weg ist spannend und lehrreich. Gewürze spielen dabei eine ganz wichtige Rolle und können ein Gericht komplett verwandeln. Vor allem in der Gemüseküche sind Gewürze und Kräuter entscheidend.

Bei uns gibt es beispielsweise Teigwaren immer gemischt mit Gemüse. Dadurch sinkt die Energiedichte.

Michel Guérard – der erste Spitzenkoch, der Kalorien zählte

„If man made it, don't eat it." Dies gilt nicht nur für industrielle Produkte, sondern auch für die meisten Restaurantbesuche in unseren Breitengraden. Ein einfaches Mittel,

Gerichte geschmackvoller zu machen, ist das Zufügen von Fett.

Dass man aber auf höchstem gastronomischen Niveau auch kalorienundicht kochen und essen kann, beweist Michel Guérard, einer der Wegbereiter der Nouvelle Cuisine.

Michel Guérard ist ein hoch dekorierter Drei-Sterne-Koch, ein Berufsmann mit „feu sacré" und überdies ein charmanter Mensch. Er hat mit seiner „grande cuisine minceur" eine immense Erfahrung in der Zubereitung von kalorienarmen Gerichten.

Er war einer der Ersten und ist noch heute einer der wenigen, die sich diesem Thema gewidmet haben.

Ich habe ihn gebeten, ein möglichst schmackhaftes und kalorienarmes Champignonpilzgericht zu kreieren. Entstanden ist ein raffiniertes, leichtes Püree, das Sie zu gedünstetem Gemüse essen können, z.B. mit sautierten Endivien.

Purée magique au céleri et aux champignons

Für 4 Personen
Zubereitungszeit: 15 Minuten
Kochzeit: 15 Minuten

- 150 g Karotten
- 75 g Knollensellerie
- 200 g Champignons
- 60 ml roter Porto
- 10ml Crème fraîche
- 10 g Butter
- 1/2 Teelöffel frischer Estragon
- Salz

Rezept

1. Waschen und Raspeln der Karotten mit der grossen Moulinex-Raspel. Dies ist wichtig, damit beim Anziehen die Karotten nicht zu sehr zerfallen.

2. Sellerie schälen und ebenfalls grob raspeln. Als Letztes, damit die Champignons nicht dunkel werden, diese waschen, die Stiele wegschneiden, dann die Köpfe erst in feine Scheiben und dann in feine Streifen schneiden.

3. Die Karotten mit der Butter in eine Sauteuse geben. Wenig salzen und 3 Minuten anziehen lassen. Sellerie dazufügen. 3 Minuten kochen und nochmals wenig salzen. Zuletzt die Champignons hinzufügen und nochmals wenig salzen. Leicht rühren.

4. Zufügen des Portos und der Crème fraîche. Aufkochen, dann 5 Minuten auf mittlerem Feuer leicht einkochen.

5. Kurz vor Ende der Kochzeit den Estragon hinzufügen.

6. Zuletzt das Püree mixen, dann den Rest des frischen

Estragons hinzufügen. Gekochter und frischer Estragon haben einen abweichenden, eigenen Geschmack, was sich gut ergänzt. Allenfalls nachsalzen, aber nicht pfeffern, da der Sellerie genügend Würze mitbringt.

Ein neuer Tag – ein neues Leben

Auf Ihrer Reise wird es manche Rückschläge geben. Sie landen in Sackgassen, überwinden Steilwände, aber immer werden Sie belohnt durch Erkenntnisse, Erfahrungen und viele Glücksmomente. Ich hoffe, dass ich Ihnen einige Ratschläge gegeben habe, damit Sie Ihren ganz individuellen Weg finden.

Bringen Sie, wie eingangs erwähnt, Neugier, Freude und Zeit mit auf die lange Reise, dann wird sie erfolgreich werden. Sie werden viele Dinge entdecken, verstehen und sich wortwörtlich einverleiben. Und natürlich müssen Sie auch geduldig bleiben, denn Sie haben eine grosse Aufgabe in Angriff genommen.

„Rückschläge" sind unausweichlich und vorprogrammiert. Rechnen Sie damit, dann wirft es Sie nicht aus Ihrer Bahn. Zwei meiner Lebensweisheiten helfen Ihnen dann vielleicht:

> *Es gibt nichts Langweiligeres als die Zeitung von gestern!* ‹

Schauen Sie nicht zurück, blicken Sie mutig, gespannt und freudig vorwärts auf Ihrem „Lernweg".

> *Reculer pour mieux sauter.* <

Sie haben ja Energie getankt, Lebens- und Hirnbrennstoff. Nehmen Sie diese Energie mit und starten Sie mit neuem Schwung in den neuen Tag, mit einer neuen Erkenntnis, einem neuen Motto: „Heute suche ich die Qualität anstatt die Quantität meines Essen, die Gerüche, die Geschmäcker, geniesse jeden Bissen und nehme mir die Zeit, die mein gutes Essen und sein Weg vom Produzenten bis zu mir auf den Teller verdient."

Alles, alles Gute, viel Erfolg und vor allem viele Erkenntnisse und viel Befriedigung, und vergessen Sie niemals:

> *No regrets, only lessons!* <

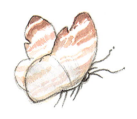
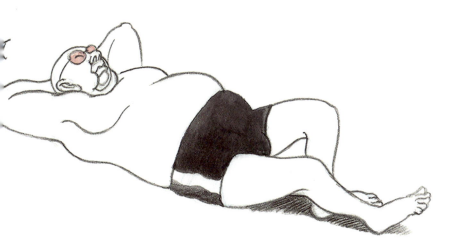

Bibliografie

Butryn, M.L., Phelan, S., Hill, J.O., Wing, R.R. Consistent self-monitoring of weight: a key component of successful weight loss maintenance. Obesity (Silver Spring). 2007; **15**(12): 3091-6. [13]

Catenacci, V.A., Grunwald, G.K., Ingebrigtsen, J.P., Jakicic, J.M., McDermott, M.D., Phelan, S., et al. Physical activity patterns using accelerometry in the National Weight Control Registry. Obesity (Silver Spring). 2011; **19**(6): 1163-70. [17]

Catenacci, V.A., Ogden, L.G., Stuht. J., Phelan, S., Wing, R.R., Hill. J.O., et al. Physical activity patterns in the National Weight Control Registry. Obesity (Silver Spring). 2008; **16**(1): 153-61. [18]

Gorin, A.A., Phelan, S., Hill, J.O., Wing, R.R. Medical triggers are associated with better short- and long-term weight loss outcomes. Preventive medicine. 2004; **39**(3): 612-6. [5]

Gorin, A.A., Phelan, S., Wing, R.R., Hill, J.O.. Promoting long-term weight control: does dieting consistency matter? International journal of obesity and related metabolic disorders : journal of the International Association for the Study of Obesity. 2004; **28**(2): 278-81. [7]

<http://www.nzz.ch/aktuell/panorama/oeetzi-fund-20-Jahre-1.11926661>. [1]

Klem, M.L., Wing, R.R., McGuire, M.T., Seagle, H.M., Hill, J.O. A descriptive study of individuals successful at long-term maintenance of substantial weight loss. The American journal of clinical nutrition. 1997; **66**(2): 239-46. [3]

Klem, M.L., Wing, R.R., McGuire, M.T., Seagle, H.M., Hill, J.O. Psychological symptoms in individuals successful at long-term maintenance of weight loss. Health psychology : official journal of the Division of Health Psychology, American Psychological Association. 1998; **17**(4): 336-45. [8]

Klem, M.L., Wing, R.R., Lang, W., McGuire, M.T., Hill, J.O. Does weight loss maintenance become easier over time? Obesity research. 2000; **8**(6): 438-44. [6]

Klem, M.L., Wing, R.R., Chang, C.C., Lang, W., McGuire, M.T., Sugerman, H.J., et al. A case-control study of successful maintenance of a substantial weight loss: individuals who lost weight through surgery versus those who lost weight through non-surgical means. International journal of obesity and related metabolic disorders : journal of the International Association for the Study of Obesity. 2000; 24(5): 573-9. [22]

Leibel, Rudolph L., Rosenbach, Michael, and Hirsch, Jules. Changes in Energy Expenditure Resulting from Altered Body Weight. N Engl J Med 1995; 332: 621-628. [2]

McGuire, M.T., Wing, R.R., Klem, M.L., Lang, W., Hill, J.O.. What predicts weight regain in a group of successful weight losers? Journal of consulting and clinical psychology. 1999; 67(2): 177-85. [9]

McGuire, M.T., Wing, R.R., Klem, M.L., Seagle, H.M., Hill, J.O. Long-term maintenance of weight loss: do people who lose weight through various weight loss methods use different behaviors to maintain their weight? International journal of obesity and related metabolic disorders : journal of the International Association for the Study of Obesity. 1998; 22(6): 572-7. [21]

Niemeier, H.M., Phelan, S., Fava, J.L., Wing, R.R. Internal disinhibition predicts weight regain following weight loss and weight loss maintenance. Obesity (Silver Spring). 2007; 15(10): 2485-94. [12]

Phelan, S., Hill, J.O., Lang, W., Dibello, J.R., Wing, R.R. Recovery from relapse among successful weight maintainers. The American journal of clinical nutrition. 2003; 78(6): 1079-84. [10]

Phelan, S., Wing, R.R., Raynor, H.A., Dibello, J., Nedeau, K., Peng, W. Holiday weight management by successful weight losers and normal weight individuals. Journal of consulting and clinical psychology. 2008; 76(3): 442-8. [14]

Phelan, S., Roberts, M., Lang, W., Wing, R.R. Empirical evaluation of physical activity recommendations for weight control in women. Medicine and science in sports and exercise. 2007; 39(10): 1832-6. [16]

Raynor, D.A., Phelan, S., Hill, J.O., Wing, R.R. Television viewing and long-term weight maintenance: results from the National Weight Control Registry. Obesity (Silver Spring). 2006; 14(10): 1816-24. [11]

Raynor, H.A., Jeffery, R.W., Phelan, S., Hill, J.O., Wing, R.R. Amount of food group variety consumed in the diet and long-term weight loss maintenance. Obesity research. 2005; 13(5): 883-90. [24]

Shick, S.M., Wing, R.R., Klem, M.L., McGuire, M.T., Hill, J.O., Seagle, H. Persons successful at long-term weight loss and maintenance continue to consume a low-energy, low-fat diet. Journal of the American Dietetic Association. 1998; **98**(4): 408-13. [20]

Thomas, J.G., Bond, D.S., Phelan, S,, Hill, J.O., Wing, R.R. Weight-loss maintenance for 10 years in the national weight control registry. American journal of preventive medicine. 2014; **46**(1): 17-23. [19]

Wing, R.R., Phelan, S. Long-term weight loss maintenance. The American journal of clinical nutrition. 2005; **82**(1 Suppl): 222-5. [4]

Wyatt, H.R. PS, Wing, R.R., Hill, J.O. Lessons form Patients who Successfully Maintained Weight Loss. Obesity management. 2005; April: 56-61. [15]

Wyatt, H.R., Grunwald, G.K., Mosca, C.L., Klem, M.L., Wing, R.R., Hill, J.O. Long-term weight loss and breakfast in subjects in the National Weight Control Registry. Obesity research. 2002; **10**(2): 78-82. [23]

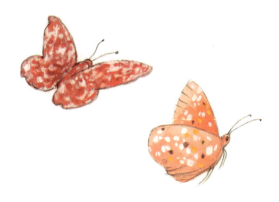

Anmerkung: Diese Ausführungen richten sich an gesunde Übergewichtige. Jede Situation von übergewichtigen Menschen ist anders, und es kann sein, dass Ihr Übergewicht in erster Linie durch andere Massnahmen angegangen werden sollte. Dies kann eine ärztliche Fachperson (Hausärztin/Hausarzt) beurteilen, konsultieren Sie diese bitte.

Dank

Für ihre Mithilfe danke ich meiner Familie, meinen vielen Lehrern und meinen Patientinnen und Patienten. Markus Latscha, Arno Schmidt-Trucksäss, Willy Stoll, Alain Niederer, Ueli Moser, Christoph Tscharner, brillanten Köpfen, die immer supportiv waren, und den überragenden Könnern Peter Gut und Urs Jakob gilt besonderer Dank.

Peter Gut, in Zürich geboren, lebt und arbeitet in Winterthur. Seine Zeichnungen erscheinen regelmässig in der "Neuen Zürcher Zeitung" und im Wirtschaftsmagazin "Bilanz". Daneben findet man seine Bilder in Büchern für kleine und grosse Leute. Er isst gern gut und hält sich sportlich bedeckt.

Impressum

© 2018 Münster Verlag Basel

Alle Rechte vorbehalten.
Kein Teil dieses Buches darf ohne schriftliche Genehmigung
des Verlags reproduziert werden, insbesondere nicht als Nachdruck
in Zeitschriften oder Zeitungen, im öffentlichen Vortrag,
für Verfilmungen oder Dramatisierungen, als Übertragung durch
Rundfunk oder Fernsehen oder in anderen elektronischen Formaten.
Dies gilt auch für einzelne Bilder oder Textteile.

Lektorat/Korrektorat:	Franziska Schwarzenbach, Zürich
Umschlag:	Gut & Jakob, Winterthur
Gestaltung & Satz:	Jakob, Werkstatt im Grünen Winkel, Winterthur
Lithos:	Fotosatz Amann, Memmingen
Druck & Bindung:	CPi books GmbH, Leck
Verwendete Schriften:	Frutiger Light + Roman
Papier:	Umschlag 90 g/m² Bilderdruck, holzfrei
	Inhalt 90 g/m² Werkdruck bläulichweiss, holzfrei

3. Auflage

ISBN 978-3-907146-04-0
Printed in Germany

www.muensterverlag.ch

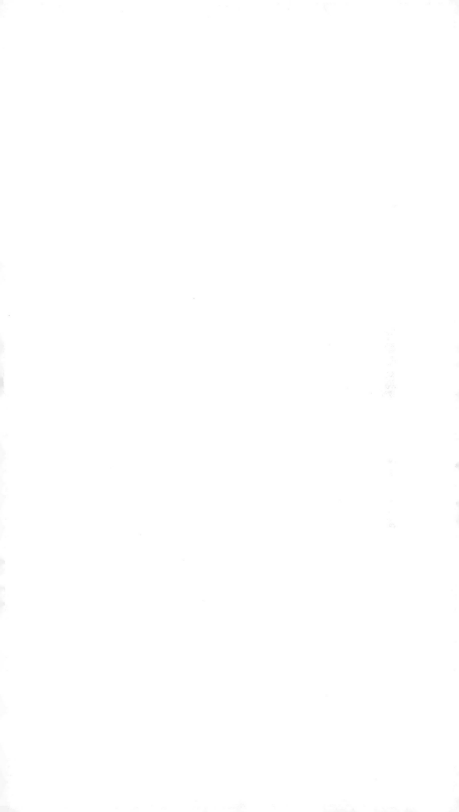